中华医学养生保健丛书

针灸取穴速查手册

李彦龙◎编著

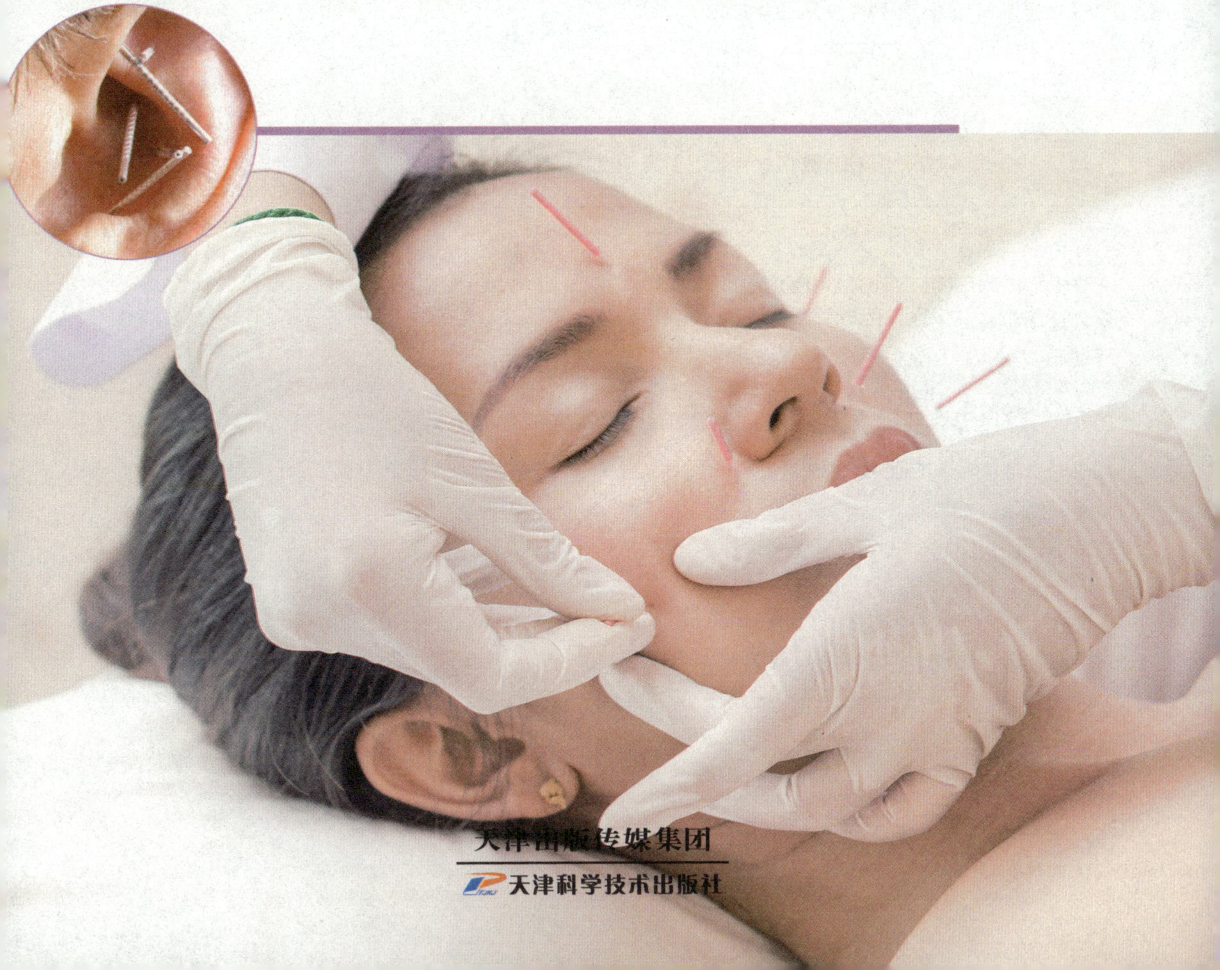

天津出版传媒集团
天津科学技术出版社

图书在版编目(CIP)数据

针灸取穴速查手册 / 李彦龙编著.-- 天津:天津科学技术出版社,2013.12(2019.9 重印)

ISBN 978-7-5308-8568-0

Ⅰ.①针… Ⅱ.①李… Ⅲ.①针灸疗法-选穴-手册 Ⅳ.①R224.4-62

中国版本图书馆 CIP 数据核字(2013)第 302239 号

针灸取穴速查手册

ZHENJIU QUXUE SUCHA SHOUCE

责任编辑:张建锋

责任印制:王　莹

出　　版:天津出版传媒集团 / 天津科学技术出版社

地　　址:天津市西康路 35 号

邮　　编:300051

电　　话:(022) 23332402

网　　址:www.tjkjcbs.com.cn

发　　行:新华书店经销

印　　刷:晟德(天津)印刷有限公司

开本 710×1000　1/16　印张 10　字数　160 000

2013 年 12 月第 1 版第 1 次印刷　2019 年 9 月第 1 版第 3 次印刷

定价:36.00 元

Preface
前 言

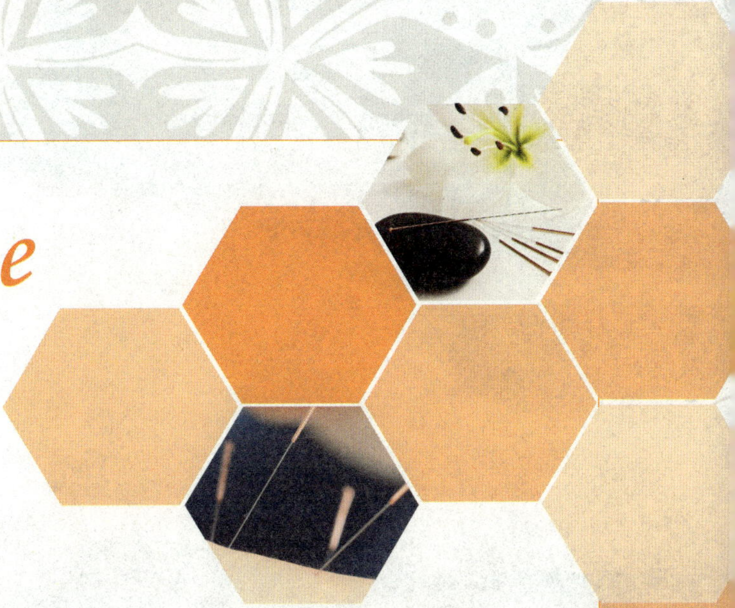

针灸是针法和灸法的合称。针法是把针按一定穴位刺入患者体内，运用捻转与提插等针刺手法来治疗疾病。灸法是把燃烧着的艾绒按一定穴位熏灼皮肤，利用热的刺激来治疗疾病。

针灸既可用于防病、健身、养生，又可用于亚健康及疾病各种状态。由于它具有简、验、便、廉的特点，故深受广大群众的欢迎。因此我们编写了这本《针灸取穴速查手册》。本书系统地介绍了针灸的基础知识、针灸取穴及针灸治疗方法等。

由于编者水平所限，不足之处在所难免，希望各位读者和业内同仁批评指正。

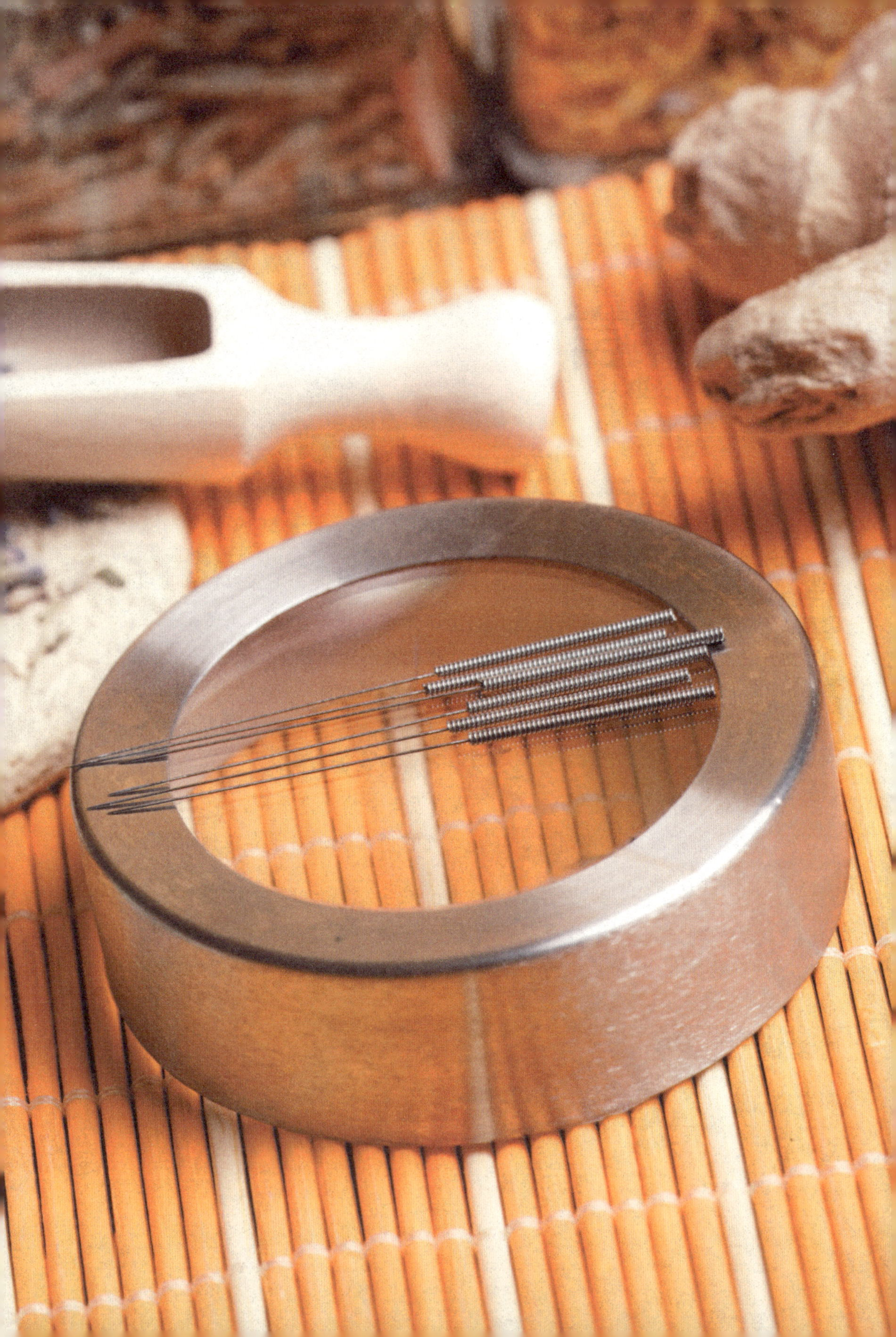

目录 CONTENTS

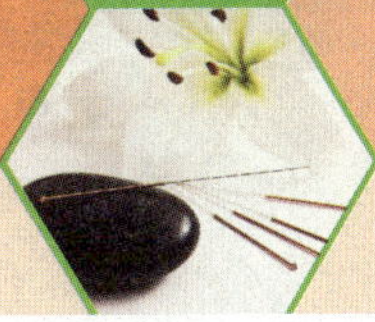

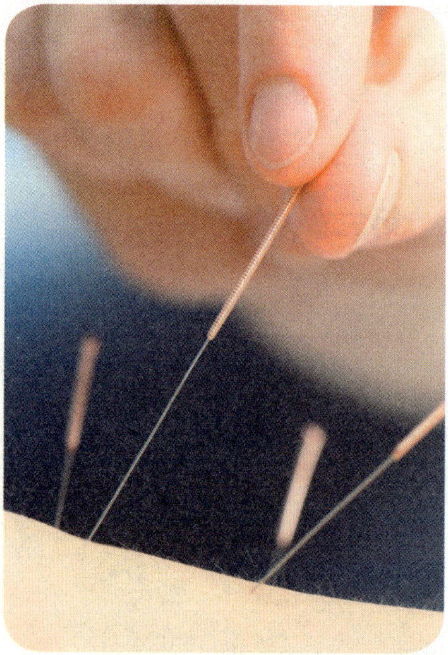

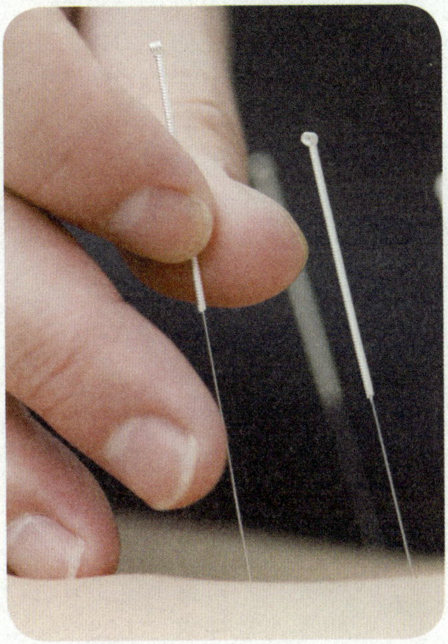

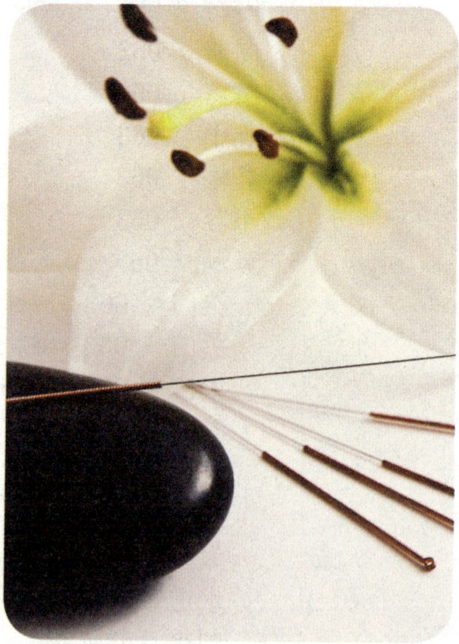

第四章 针灸治疗常见病

第一章

中医针灸概述

ZHONG YI ZHEN JIU GAI SHU

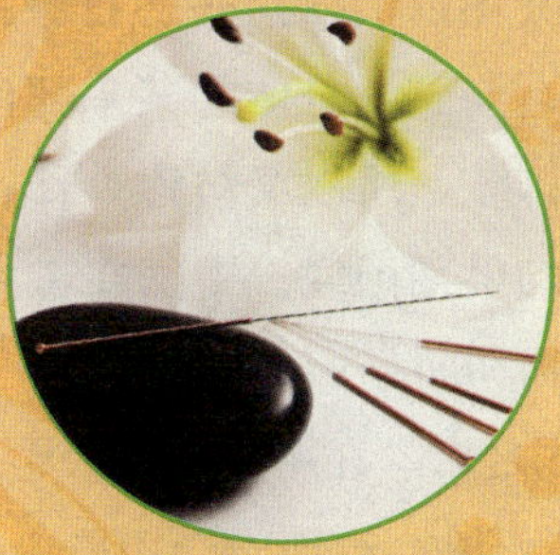

针灸是一种中国特有的治疗疾病的手段。它是一种“内病外治”的医术。是通过经络、腧穴的传导作用以及应用一定的操作法，来治疗全身疾病的。在临床上按中医的诊疗方法诊断出病因，找出疾病的关键，辨别疾病的性质，确定病变属于哪一经脉、哪一脏腑，辨明它是属于表里、寒热、虚实中哪一类型，作出诊断。然后进行相应的配穴处方，进行治疗。以通经脉、调气血，使阴阳归于相对平衡，使脏腑功能趋于调和，从而达到防治疾病的目的。针灸疗法是祖国医学遗产的一部分，也是我国特有的一种民族医疗方法。千百年来，对保卫健康，繁衍民族，有过卓越的贡献，直到现在，仍然担当着这个任务，为广大群众所信赖。

一、针灸的起源与发展

针灸疗法是中华民族几千年来在与疾病作斗争中积累起来的宝贵经验，是中国传统医学中一项重大发明。

针灸是针法和灸法的总称。针法是用金属制成的针，刺入人体一定的穴位，运用手法，以调整营卫气血；灸法是用艾绒搓成艾条或艾炷，点燃以温灼穴位的皮肤表面，达到温通经脉、调和气血的目的。

（一）针灸的起源

远古时期，人们偶然被一些尖硬物体，如石头、荆棘等碰撞了身体表面的某个部位，会出现意想不到的疼痛被减轻的现象。古人开始有意识地用一些尖利的石块来刺身体的某些部位或人为地刺破身体使之出血，以减轻疼痛。古书上曾多次提到针刺的原始工具是石针，称为砭石。这种砭石出现于距今8000至4000年前的新石器时代，相当于氏族公社制度的后期，人们已掌握了挖制、磨制技术，能够制作出一些比较精致的、适合于刺入身体以治疗疾病的石器，这种石器就是最古老的医疗工具——砭石。人们就用“砭石”刺入身体的某一部位治疗疾病。砭石在当时还更常用于外科化脓性感染的切开排脓，所以又被称为针石。《山海经》说：“有石如玉，可以为针”，是关于石针的早期记载。中国在考古中曾发现过砭石实物。可以说，砭石是后世刀针工具的基础和前身。

灸法产生于火的发现和使用之后。在用火的过程中，人们发现身体某部位的病痛经火的烧灼、烘烤而得以缓解或解除，继而学会用兽皮或树皮包裹烧热的石块、沙土进行局部热熨，逐步发展以点燃树枝或干草烘烤来治疗疾病。经过长期的摸索，选择了易燃而具有温通经脉作用的艾叶作为灸治的主要材料，于体表局部进行温热刺激，从而使灸法和针刺一样，成为防病治病的重要方法。由于艾叶具有易于燃烧、气味芳香、资源丰富、易于加工贮藏等特点，因而后来成为了最主要的灸治原料。

“砭而刺之”渐发展为针法，“热而熨之”渐发展为灸法，这就是针灸疗法的前身。

（二）针灸的发展

1.春秋战国前后时期

1973年长沙马王堆三号墓出土的医学帛书中有《足臂十一脉灸经》和《阴阳十一脉灸经》，论述了十一条脉的循行分布、病候表现和灸法治疗等，已形成了完整的经络系统。

《脉法》《五十二病方》中也有提到如何以砭石治疗疾病与灸法的内容。

2.秦汉时期：《黄帝内经》

针灸学的发展，主要是以《黄帝内经》的理论作为基础。

《黄帝内经》分为《素问》与《灵枢》两部分，《黄帝内经》对于针灸的贡献，主要是阐述针灸的法则，如列举人体共有365个穴位，14经络的起止，部分孔穴的名称，骨度的尺寸，九针的运用，补泻的准则以及对于针刺方法的说明，比

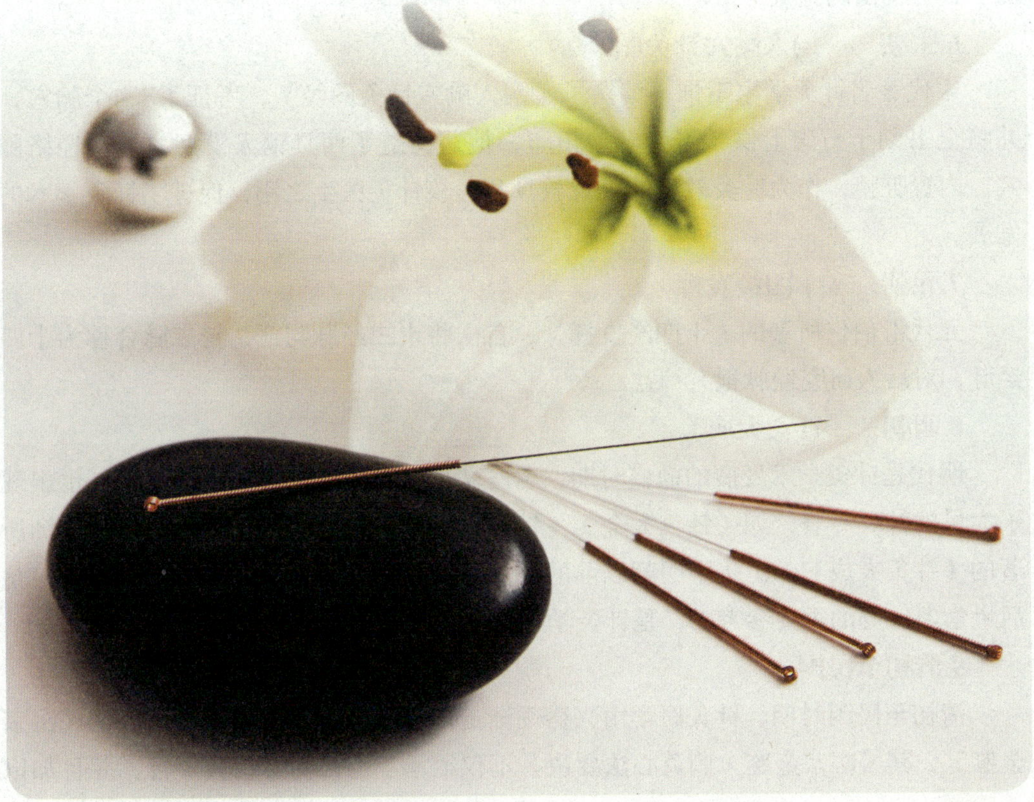

如：对于针刺时应注意的浅深之分，春夏秋冬各有相应的刺法以及误刺时可能引起的副作用，都有详细的说明。

3.战国：《难经》

战国时代的神医扁鹊所著《难经》对针灸学说进行了补充和完善。

《难经》对于针灸的贡献在于，在《内经》的基础上继续有所创新，对于奇经八脉、五输穴、原穴、百会穴、俞募穴、补泻法等方面，都有新的见解，补充了《黄帝内经》的不足，对于后世医学理论的发展产生了极其深远的影响。

4.晋朝：《针灸甲乙经》

晋代医学家皇甫谧潜心钻研《内经》等著作，撰写成《针灸甲乙经》，书中全面论述了脏腑经络学说，发展并确定了349个穴位，并对其位置、主治、操作进行了论述，同时介绍了针灸方法及常见病的治疗，是针灸学术的第二次总结。

《针灸甲乙经》，简称《甲乙经》，是中医史上第一部针灸专著。

5.唐朝：《备急千金要方》

唐代医学家孙思邈在其著作《备急千金要方》中绘制了彩色的“明堂三人图”，并提出阿是穴的取法及应用。

6.宋朝：《铜人腧穴针灸图经》

宋代著名针灸学家王惟一编撰了《铜人腧穴针灸图经》，考证了354个腧穴，并将全书刻于石碑上供学习者参抄拓印，他还铸造了两具铜人模型，外刻经络腧穴，内置脏腑，作为针灸教学的直观教具和考核针灸医生之用，促进了针灸学术的发展。

7.元朝：《十四经发挥》

元代滑伯仁所著的《十四经发挥》，首次将十二经脉与任、督二脉合称为十四经脉，对后人研究经脉很有裨益。

8.明朝：《针灸大成》

明代是针灸学术发展的鼎盛时期，名医辈出，针灸理论研究逐渐深化，也出现了大量的针灸专著，如《针灸大全》《针灸聚英》《针灸四书》，特别是杨继洲所著的《针灸大成》，汇集了明朝以前的针灸著作，总结了临床经验，内容丰富，是后世学习针灸的重要参考书，是针灸学术的第三次总结。

9.清初至民国

清初至民国时期，针灸医学由兴盛逐渐走向衰退。公元1742年吴谦等撰《医宗金鉴》，其《医宗金鉴·刺灸心法要诀》不仅继承了历代前贤针灸要旨，并且加以发扬光大，通篇歌图并茂，自乾隆14年以后(公元1749年)定为清太医院医学生必修内容。

针灸名医李学川公元1822年撰《针灸逢源》，强调辨证取穴、针药并重，并完整地列出了361个经穴，其仍为今之《针灸学》教材所取用。

清代后期，道光皇帝为首的封建统治者以“针刺火灸，究非奉君之所宜”的荒谬理由，悍然下令禁止太医院用针灸治病。1840年鸦片战争后帝国主义入侵中国，加之当时的统治者极力歧视和消灭中医，针灸更加受到了摧残。尽管如此，由于针灸治病深得人心，故在民间仍广为流传。

民国时期政府曾下令废止中医，许多针灸医生为保存和发展针灸学术这一祖国医学文化的瑰宝，成立了针灸学社，编印针灸书刊，开展针灸函授教育等，近代著名针灸学家承淡安先生为振兴针灸学术作出了毕生贡献。

在此时期，中国共产党领导下的革命根据地，明确提倡西医学习和应用针灸治病，在延安的白求恩国际和平医院开设针灸门诊，开创了针灸正式进入综合性医院的先河。

10.中华人民共和国成立至今

中华人民共和国成立以来，十分重视继承发扬祖国医学遗产，制定了中医政策，并采取了一系列措施发展中医事业，使针灸医学得到了前所未有的普及和提高。针灸的研究工作也不单纯仅在文献的整理，还对其治病的临床疗效进行了系统观察，并对经络理论、针刺镇痛的机制、穴位特异性、刺法灸法的高速功能等，结合现代生理学、解剖学、组织学、生化学、免疫学、分子生物学以及声、光、电、磁等边缘学科中的新技术进行了实验研究。临床实践证实了针灸对内、外、妇、儿、骨伤、五官等科多种病症的治疗均有较好的效果。

针灸是一门古老而神奇的科学。早在公元6世纪，中国的针灸学术便开始传播到国外。目前，在亚洲、西欧、东欧等已有120余个国家和地区应用针灸术为本国人民治病，不少国家还先后成立了针灸学术团体、针灸教育机构和研究机构，著名的巴黎大学医学院就开设有针灸课。据报道，针灸治疗有效的病种达307种，其中效果显著的就有100多种。1980年，联合国世界卫生组织提出了43种推荐针灸治疗的适应病症。1987年，世界针灸联合会在北京正式成立，针灸作为世界通行医学的地位在世界医林中得以确立。

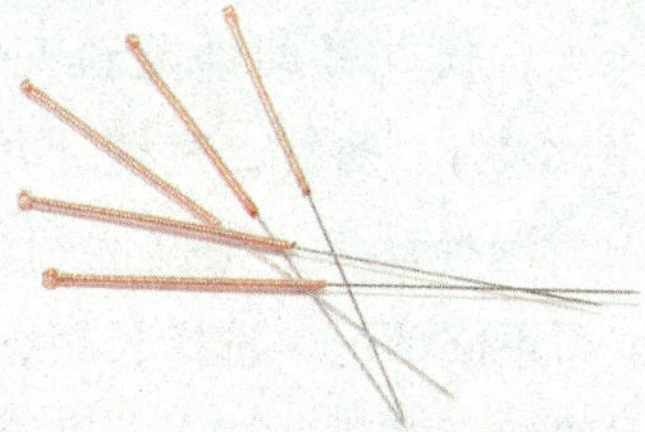

二、针灸的特点

针灸疗法的特点是治病不靠吃药，只是在病人身体的一定部位用针刺入，达到刺激经络并引起局部反应，或用火的温热刺激烧灼局部，以达到治病的目的。前一种称作针法，后一种称作灸法，统称针灸疗法。

（一）适应证广泛

针灸疗法可用于内、外、妇、儿、五官等科多种疾病的治疗和预防。

（二）疗效显著

针灸疗法治疗疾病的效果比较迅速和显著，特别是具有良好的兴奋身体机能，提高抗病能力和镇静、镇痛等作用。

（三）经济实用

随着人们生活水平的提高、生命价值观念的增强，对医疗保健有了更高的要求。卫生资源的有限性和医疗保障制度的改革及医学的进步，要求医疗方法经济实惠、效果明显，有病能预防疾病，无病时强身健体。针灸疗法完全符合这些要求。

针灸疗法可以极大地节约医疗开支，节省许多宝贵时间，真是省时省钱又实用。

（四）安全可靠

俗话说“是药三分毒”，药物本身的毒副作用常常让人们暗自担心，而苦涩难咽的药物让每个人，尤其孩子每次吃药都成了一场“灾难”。

针灸疗法没有或极少副作用，基本安全可靠，又可以协同其他疗法进行综合治疗。这些也都是它始终受到人民群众欢迎的原因。

三、针灸的施治器具

（一）针疗的施治器具

老九针包括镵（音chán）针；圆针；鍉（音dī）针；锋针；铍（音pī）针；圆利针；毫针；长针；大针。

现代九针即师氏新九针，包括镵针、磁圆针、鍉针、锋勾针、铍针、梅花针、火针、毫针、三棱针九种针具。

选择针具，根据性别、年龄、形体的肥瘦，体质的强弱和所到腧穴的具体部位等不同情况，选择长短、粗细适宜的针具。一般来说，头面部皮薄肉少的地方，应选较短较细的毫针（如0.5寸长，30～32号针），而皮厚肉多的躯干、四肢部腧穴，则应选较长较粗的毫针（如1.5～2.0寸长，28～30号针）。

（二）灸疗的施治器具

施灸器具包括温灸筒、温灸盒、灸疗架等。现代科学技术研制的电热灸器、激光温灸仪、微波针灸仪等。

四、针灸的治病机理

针灸是祖国传统医学的组成部分之一，是我国医学古老而又独特的一种医疗方法，它和其他疗法一样，也是在祖国医学基本理论指导下，依据脏腑、经络、阴阳五行等进行辨证论治的。针灸是针法和灸法的总称。针法是指金属制成的针，刺入人体一定的穴位，以调整营卫气血。灸法是利用艾绒搓成艾条或艾炷，在穴位上烧灼、熏熨和巾敷，使其产生温热性或化学性刺激，通过经络穴位的作用而达到治病的目的。

针刺有调和阴阳、扶正祛邪、疏通经络三大作用。

（一）调和阴阳

中医认为，人体在正常情况下，保持着阴阳相对平衡的状态，如果因某种或多种因素使人体的阴阳平衡遭到破坏，就会产生多种疾病。针刺治病的关键在于根据不同病变的症候来调节机体的阴阳，使阴阳重新恢复平衡。

（二）扶正祛邪

扶正，就是增强机体抗病能力；祛邪，就是祛除导致疾病的因素。疾病发生、发展的过程，也就是正气与邪气相互斗争的过程。疾病是人体抗病能力处于相对劣势，致病因素处于相对优势而造成的。生病以后，机体仍然会不断产生相应的抗病能力来与致病因素作斗争。如果正气战胜邪气，那么邪气就消退，疾病痊愈。如果正气不能战胜邪气，邪气就进一步深化导致疾病恶化。因此，扶正祛邪也就成了保证疾病趋向好转的基本条件。针刺治病防病，就是在于发挥它扶正祛邪的效果。

（三）疏通经络

疏通经络的作用就是可使郁阻的经络通畅而发挥其正常的生理作用。经络不通，气血运行受阻，临床表现为疼痛、麻木、肿胀、瘀斑等症状。针灸选择相当的腧穴和针刺手法及三棱针点刺出血等使经络通畅、气血运行正常。

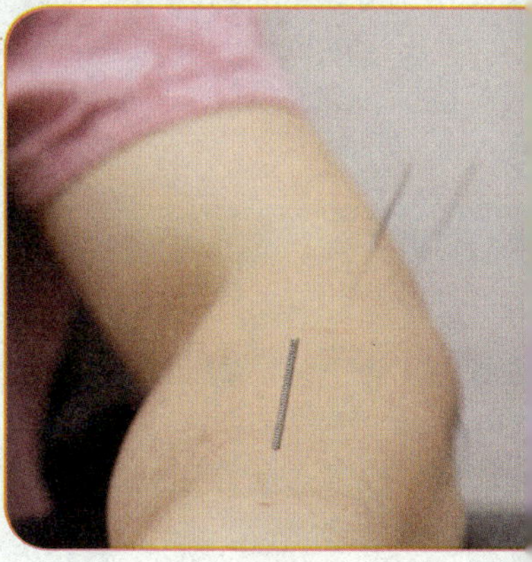

第二章

针法与灸法

ZHEN FA YU JIU FA

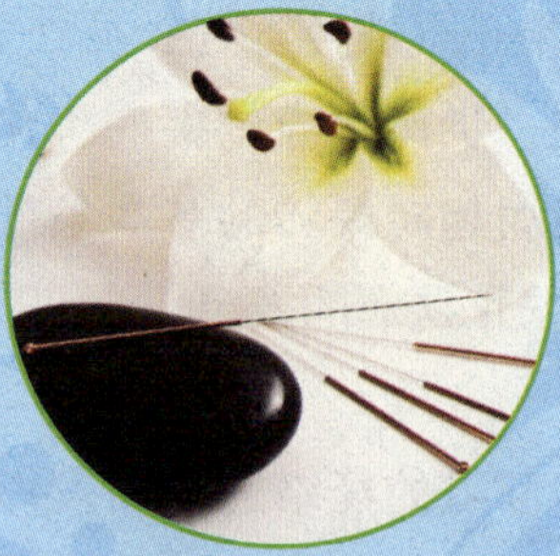

一、针刺的运针方法

（一）选择体位

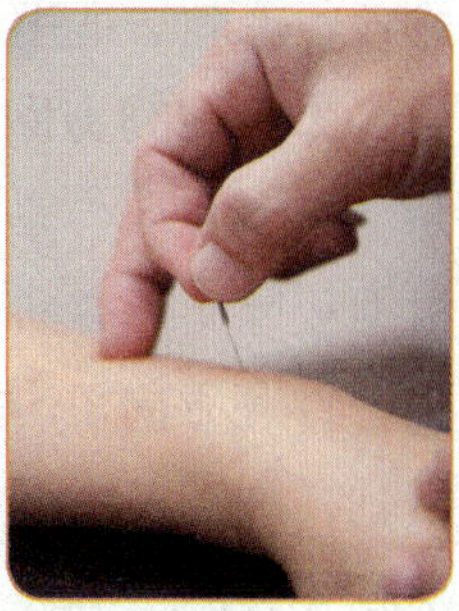

针刺前必须选择好适当的体位，以既有利于腧穴的正确定位，又便于针刺施术操作和较长时间留针而不致疲劳为原则。

（1）仰卧位：即头脸向上，身体平躺。适用于头、面、胸、腹部腧穴和上、下肢部分腧穴。

（2）俯卧位：即自然伏卧床上。适用于头、颈、脊背、腰臀部及上、下肢部分腧穴。

（3）侧卧位：即自然侧卧于床。适用于身体侧面少阳经腧穴和上、下肢腧穴。

（4）仰靠坐位：即仰面坐于扶手椅上的坐位。适用于前头、颜面和颈前等部位腧穴。

（5）俯伏坐位：即头部俯伏于椅背上的坐位。适用于后头和颈、背部的腧穴。

（6）侧伏坐位：即侧坐于椅子上，头俯伏于椅背上。适用于头部的一侧、面颊及前后部位腧穴。

（二）消毒

针刺前必须做好消毒工作，其中包括针具消毒、腧穴部皮肤的消毒和施术手指消毒。

毫针的消毒可在75%的酒精内浸泡30～60分钟，有条件者可采用高压蒸汽灭菌法。施术者的手，先用肥皂水洗刷干净，再用酒精棉球涂擦，然后才能持针操作。

腧穴部皮肤上用75%酒精棉球擦拭，应从中心点向外绕圈擦拭。

（三）针刺的注意事项

针刺角度是指针身和皮肤所成的夹角；针刺的方向指针身刺入时应对准的某一方向或部位而言；针刺的深度则是说明针身进入皮肤的深浅。进针后，要考虑角度、方向和深度，只有把它们结合起来，才能发挥腧穴的治疗作用。

不同的穴位对针刺的角度、方向、深度要求不尽相同。

1.针刺的角度

一般分为直刺、斜刺、平刺三种。

（1）直刺：即针身与皮肤表面呈90°角，垂直刺入腧穴。适用于针刺大部分腧穴，尤其是肌肉丰厚部的腧穴。

（2）斜刺：即针身与皮肤表面呈45°角，倾斜刺入腧穴。适用于针刺皮肉较为浅薄处，或内有重要脏器，或不宜直刺深刺的腧穴和在关节部的腧穴。

（3）平刺：又称横刺、沿皮刺，即针身与皮肤表面呈15° 角左右，横向刺入腧穴，平刺法适用于皮薄肉少处的腧穴。

2.针刺的方向

针刺方向，是指进针时和进针后针尖所朝的方向，简称针向。针刺方向，一般根据经脉循行方向、腧穴分布部位和所要求达到的组织结构等情况而定。

针刺方向虽与针刺角度相关，如头面部腧穴多用平刺，颈项、咽喉部腧穴多用横刺，胸部正中线腧穴多用平刺，侧胸部腧穴多用斜刺，腹部腧穴多用直刺，腰背部腧穴多用斜刺或直刺，四肢部腧穴一般多用直刺等。

但进针角度主要以穴位所在部位的特点为准，而针刺方向则是根据不同病症治疗的需要而定。仅以颊车穴为例，若用作治疗颔病、颊痛、口噤不开等症时，针尖朝向颞部斜刺，使针感放射至整个颊部；当治疗面瘫、口眼歪斜时，针尖向口吻横刺；而治疗痄腮时，针尖向腮腺部斜刺；但治疗牙痛时则用直刺。

3.针刺的深度

针刺的深度是指针身刺入腧穴皮肉的深浅。掌握针刺的深度，应以既要有针下气至感觉，又不伤及组织器官为原则。每个腧穴的针刺深度，在临床实际操作时，还必须结合患者的年龄、体质、病情、腧穴部位、经脉循行深浅、季节时令、医者针法经验和得气的需要等诸多因素作综合考虑，灵活掌握。

（四）常用进针法

进针方法有多种，这里介绍最常用、最易掌握的两种方法。

（1）单手进针法：用右手的拇指和示指拿针，中指端紧靠穴位，指腹抵住针身下段，当拇指食指向下用力按压时，中指随即屈曲，将针刺入皮下，此法多用于较短的毫针。

（2）双手夹持进针法：用左手拇指食指捏住针身下段，露出针尖，右手拇指食指夹持针柄，将针头对准穴位，在接近皮肤时，双手配合，迅速把针刺入皮下。此法多用于较长的毫针。

（五）常用行针法

行针又名运针，是指将针刺入腧穴后，为了使患者产生预期的各种感应而施行的各种针刺手法。

1.基本手法

主要有提插和捻转两种手法。

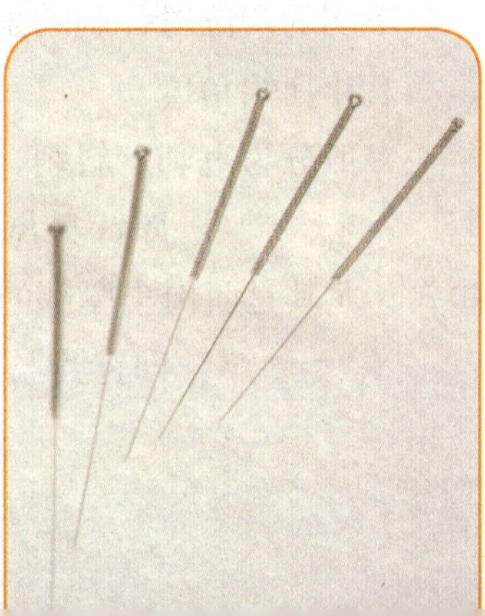

（1）提插法：针刺达到一定深度后，用右手中指指腹扶持针身，指端抵住腧穴表面，拇、示二指捏住针柄，将针由深至浅层，再由浅层插至深层，如此反复地上提下插。提插的幅度、频率及时间，应视病人的体质、病情、腧穴的部位及医者所要达到的目的而定。

（2）捻转法：将针刺入一定深度后，以右手拇指和食、中二指持住针柄，进行前后、左右的行针运作，即将针向前向后来回旋转捻动，反复多次。捻转的幅度一般掌握在180° ~360° 。另外必须注意捻转时不能单方向转动，否则针身容易牵缠肌纤维，使受术者局部疼痛，并造成出针困难。

2.辅助手法

针刺操作时，为了取得较好的针感，除运用基本手法外，还有辅助手法，包括循、刮、弹、摇、震颤等。

（1）循法：以一手拇指或食、中、无名三指指腹顺经脉的循行路线，在腧穴上下部往来循按抚摩。施术时用力自然，施压不能太大。本法可激发经气的运行，用于催气。

（2）刮法：毫针刺入一定深度后，以拇指（或食指）指腹抵住针尾，食指（或拇指）指甲由下至上轻刮针柄，通过针柄金属丝间沟槽的凹凸产生震动传至针体。激发经气，加强针刺感应的传导与扩散。

（3）弹法：针刺得气后的留针过程中，以食指(或中指)与拇指相接用力弹出以弹动针柄，使针体微微振动。可加强得气感应，助气运行。

（4）摇法：毫针刺入一定深度后，手持针柄轻轻摇动针体。此法直立针体左右摇动可加强针感；出针时边提边摇大针孔属泻法，用于实证；针身向一定方向斜刺左右摇动，可促使针感向一定方向传导。

（5）震颤法：毫针刺入一定深度后，以右手拇、食、中三指捏住针柄作小幅度、快频率的提插动作，使针身发生轻微震颤，以增强针感。

（六）出针法

出针法，又称拔针法，是针刺施术后，达到一定的治疗要求，将针拔出的操作方法。

一般出针时，左手拇指用消毒干棉球或酒精棉球持针身底部，并压住穴位，右手捻针退出。退出用棉球微用力按压片刻，可防止出血，消除针后不适感。

（1）快速出针法：用左手持棉球按压腧穴旁，右手快速拔针而出。具有不疼痛，出针快的优点，适应于浅刺的腧穴。

（2）缓慢出针法：先将针退至浅部，稍待片刻后缓慢退出。适应于深刺的腧穴，具有防止出血，减轻针刺引起的麻、胀、重、痛等不适感，不伤气血的优点。

（七）针刺的感应

进针后施以一定的行针手法，使针刺部位产生经气的感应，这种针下的感应叫做“得气”，现代称为“针感”。产生针感时，针下有沉重紧涩的感觉，在针刺部位有酸、胀、重、麻感，有时还出现不同程度的感传现象。

针刺不同穴位，往往出现不同的感应。例如，头额部穴位以局部胀感为多，肌肉丰厚处的穴位比较容易出现酸感。即使在同一穴位上，由于针刺方向、角度和深度的不同也会出现不同的针感。针刺感应与防治疾病的效果有很大的关系，因此，要细心体会，切实掌握。

二、针刺疗法

（一）毫针疗法

毫针疗法，又称“体针疗法”，是以毫针为针刺工具，通过在人体十四经络上的腧穴施行一定的操作方法，以通调营卫气血、调整经络、脏腑功能而治疗相关疾病的一种方法。

历代针灸文献所讲的刺法，多指毫针的临床应用而言。毫针因如毫毛，适于刺入各经的腧穴，可以静候其气，而徐缓地运用手法；又因针身毫细，适宜持久留针，正气得以充实，正气和邪气都会受到针刺的影响。出针后，不仅可以散其邪气，还有扶养正气的作用。

主治寒热痹痛，邪在络脉的疾病，若患痹痛久不愈者，或属于寒邪之类的症状可用毫针，这种针可用来补益精气。

（二）芒针疗法

芒针疗法，是用一种特制的长针（极细而富有弹性的不锈钢丝制成，因形状细长如麦芒，故称之为芒针），采用特定进针和运针手法，用来预防和治疗疾病的一种方法。

由于芒针的针体长，进针深，能治疗多种疾病，疗效较好，深受患者的欢迎。芒针治疗时，选穴要“少而精”，一般只需选用1~2个主要穴位即可，如坐骨神经痛取环跳，哮喘取天突等。此外，芒针疗法在配穴上，尚有很多特点，如“三脘配穴法”“上下配穴法”等一系列的配穴法，非常灵活，并非头痛医头，脚痛医脚。总之，芒针疗法是通过局部刺激穴位及经络传导，反射地调节自主神经系统及大脑皮层的功能，而达到增加机体抗病能力治愈疾病的目的。

主治瘫痪、多发性神经炎、胃溃疡、十二指肠溃疡、胃炎、胃下垂、中风、昏迷、癫、狂、痫、哮喘、咳血、子宫脱垂以及运动系统疾患等。

（三）粗针疗法

粗针又称巨针，粗针疗法是依经络、神经走行及其分布规律选取刺激部位，用粗针针刺达到治疗疾病目的的一种方法。它是由古代九针中的长针和大针结合而成的一种针。

主治带状疱疹、神经性皮炎、多发性神经炎、丹毒、湿疹、周围神经麻痹、梨状肌综合征、中风半身不遂、瘫痪等相关病症。

（四）火针疗法

火针疗法是用特制的不锈钢针，用火烧红针尖迅速刺入穴内，给人以一定的刺激来达到温经散寒、活血化瘀、软坚散结、清热解毒、升阳举陷、扶正祛邪以防治疾病的一种疗法。

主治痹证、胃下垂、胃脘痛、泄泻、痢疾、阳痿、瘰疬、风疹、月经不调、痛经、小儿疳积及扁平疣、痔等。

（五）三棱针疗法

三棱针疗法是以三棱针为点刺放血的针具，用它来刺破患者身体上的一定穴位或表浅血络，放出少量的血液来治疗疾病的方法。又称放血或刺络疗法。大量的临床实践证明，刺血具有开窍泄热、宣通经脉、调和营卫、消肿止痛等作用。因此，刺血在针灸治疗过程中常作为必要施术而治愈疾病。

主治各种实证、热证和痛证。

（六）蜂针疗法

蜂针疗法是人类利用蜜蜂螯器官为针具，循经络皮部和穴位施行不同手法的针刺，以防治疾病的方法称为蜂针疗法。蜂针既给人体经络穴位以机械刺激，同时自动注入皮内适量的蜂针液，具有独特的药理作用，其针后继发局部潮经充血，以兼具温灸效应。可见它是针、药、灸相互结合的复合型刺灸法。

主治风湿病、类风湿关节炎、免疫力低下、过敏性鼻炎、子宫肌瘤、各类神经痛、颈椎病、骨质增生病。

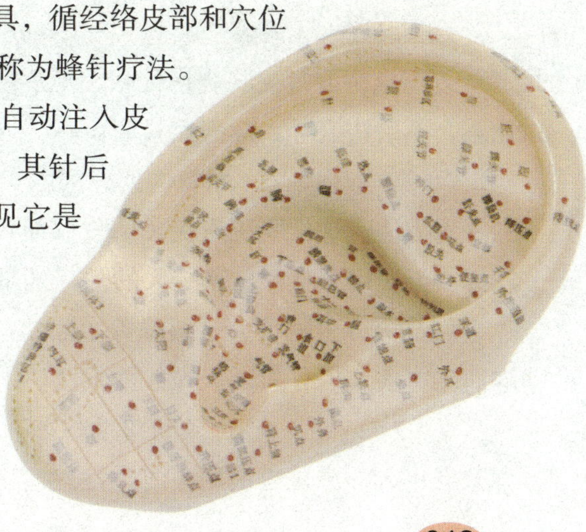

三、灸灼疗法

灸，是灼烧的意思。灸法，是用艾绒或其他药物放在体表的穴位上烧灼、温熨，借灸火的温和热力以及药物的作用，通过经络的传导，起到温通气血，扶正祛邪，达到治病和保健目的的一种外治方法。

艾灸后人体会产生一种温和的灼热感觉，这种温热刺激，不仅能使皮肤充血，改善局部血液循环，而且通过对穴位的刺激，可起到温通经络，畅流气血，调和脏腑的作用。

之所以用艾来施行熏灸，是因为艾药性温热，具有温通经络，祛散寒邪的功能；艾的气味芳香，有开毛窍、透达肌肤的功能，所以用艾来熏灸，有较强的温经散寒、通络活血的功效，而且艾易于燃烧，热力均匀，又不容易落下火星，是比较理想的熏灸原料。

（一）艾炷灸法

施灸时所燃烧的用艾绒制成的圆锥形小体称为艾炷，分大、中、小三种。大者高1厘米，炷底直径0.8厘米，重约0.1克；中者为大炷之半，如枣核大；小者如麦粒。燃烧一炷即为一壮。临床应用炷的大小，壮的多少，随病症、施灸部位不同而异，少者1～3壮，多者可达数百壮。一般阳寒虚弱之症宜多灸，体壮者宜少灸；肌肉丰满深厚处宜大炷，浅薄之处宜小炷。

艾炷法可分为直接灸和间接灸两类。

（1）直接灸：又称着肤灸、明灸。是把艾炷直接放在皮肤上施灸的一种方法，为防止艾炷倾倒，可事先在皮肤上涂一点蒜汁、粥汤、清水或酒精。直接灸法又分为瘢痕灸、无瘢灸。

若施灸时需将皮肤烧伤化脓，愈后留有瘢痕者，称为瘢痕灸；若不使皮肤烧伤化脓，不留瘢痕者，称为无瘢痕灸。

（2）间接灸：又称隔物灸、间隔灸。即利用其他药物将艾炷和穴道隔开施灸的一种方法。这样既可避免灸伤皮肤而致化脓，也可以借间隔物的药力和艾的特性发挥协调作用，从而取得更大的治疗效果。

间接灸分为隔姜灸、隔蒜灸、隔盐灸、隔附子饼灸、隔豆豉灸、隔巴豆饼灸、隔商陆饼灸及隔香附饼灸等数种方法。

（3）禁忌证：因施灸时疼痛较剧，灸后化脓并留有瘢痕，故对一般体质衰弱者及老年人、小儿应慎用；对急性热病、长期消耗性疾病的重症患者，如吐血过多的肺痨症和内脏实质病症，均不能施瘢痕灸治疗。此外，如眼、心肝附近及睾丸、阴部均列为禁灸区。醉酒之后、大劳、大饥、大饱之时暂不宜施灸。雾、雪、雷、雨之日也不宜施灸。急症例外。

（二）艾卷灸法

艾卷灸法又称艾条灸法，是用纸包裹艾绒（或加药物）卷成圆筒形的艾卷，一端燃烧，在穴位或患处施灸的一种治疗方法。在艾绒内加进药物，再用纸卷成条状施灸，名为“雷火神针”或“太乙神针”。由于该法操作简便，疗效良好，无痛苦及副作用，广为患者所接受，所以一直被临床广泛采用，随着临床应用研究的不断发展，艾卷灸法已演变为纯艾条灸法、药物艾条灸法、隔药灸法和无烟艾条灸法四种。

1.纯艾条灸法

即用纯艾绒制成艾条而施灸的一种方法。依其操作方法，应用范围的不同又分为温和灸、回旋灸、雀啄灸三种。

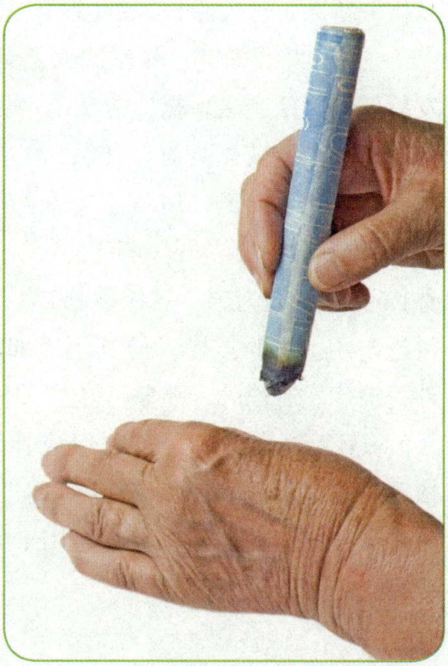

（1）温和灸：将灸条的一端点燃，对准施灸部位，约距0.5寸左右进行熏烤，使局部有温度热感而无灼痛，一般每处灸3～5分钟，至皮肤稍起红晕为度。对于昏厥、局部知觉减弱的患者和小儿，医者可将食、中两指置于施灸部位两侧，以通过医生手指的知觉来测患者局部受热程度，而随时调节施灸距离，掌握施灸时间，防止烫伤。本法适用于灸疗各种病症。

（2）回旋灸：又称熨热灸法。将点燃的艾卷接近灸的部位平行往复回旋熏灸（距皮肤约3厘米）。一般可灸20～30分钟。适用于风湿痹痛、神经性麻痹及广泛性皮肤病等。

（3）雀啄灸：将艾条燃着的一端，与施灸部位并不固定在一定的距离，而是像鸟雀啄食一样，一上一下移动，一般灸5分钟左右。多用于治疗小儿疾病或急救晕厥等。此法热感较强，注意防止烧伤皮肤。

2.药物艾条灸法

即用药物艾条点燃后，垫上纸或布，趁热按到穴位上，使热传导透达深部的一种灸疗方法。常用以下几种方法。

（1）雷火神针：又称雷火针，本属于灸法，为何称为“针”，是因为它的操作方式，很像针法实按在穴位上的缘故。

常用药物艾条处方：艾绒60克，乳香9克，沉香9克，木香9克，羌活9克，茵陈9克，干姜9克，麝香少许。

操作方法如下：将所选药物研成细末，和匀。以桑皮纸1张，宽约30厘米见方，摊平，先取艾绒24克，均匀摊在纸上，次取药末6克，均匀掺在艾绒里，然后卷紧如爆竹状，外用鸡蛋清涂抹，再糊上一层桑皮纸，两头留空纸3厘米许，捻紧即成药物艾条。施灸时先选穴定位，将艾条点燃一端。另一种方法是在所灸的穴位上，覆盖10层棉纸或5～7层棉面，再将艾火隔着纸或面紧紧按在穴位上，留按1～2秒即可，若艾火熄灭，可重新点燃另一端，以七层棉纸包裹，紧按在穴位上，如觉得太烫，可将艾条略微提起，待热减再灸。如火熄、冷却，则重新点燃灸之。每穴可按5～7次。适应于：风寒湿痹、痿证、腹痛、泄泻、闪挫肿痛等。

（2）太乙神针：又称“太乙针”，与雷火针无实质区别，是雷火针的进一步发展。其艾条制法，操作方法与“雷火针”相同。

常用药物艾条处方：艾绒100克，硫黄6克，麝香、没药、松香、桂枝、杜仲、枳壳、皂角、细辛、川芎、独活、穿山甲、雄黄、白芷、全蝎各1克。

（3）神灯照灸法：药物组成：将雄黄6克，朱砂6克，血竭6克，没药6克，麝香1.5克，研细为末。每次取药1克，桑皮纸裹之。做成条状，长约20厘米，以麻油浸透备用。用时点燃。使其距患部3厘米许，徐徐烘之，以皮肤烘热为度。适用于外科疮疡，有消肿、溃坚、止痛的作用。

（4）百发神针：药物组成：乳香、没药、生川附子、血竭、川乌、草乌、檀香末、大贝母、麝香各9克，母丁香49粒，艾绒30克，其艾条制法，操作方法与“雷火针”相同。临床上主要用于偏正头痛、漏肩风、鹤膝风、半身不遂、痞块、腰痛、疝气、痈疽等症。

（5）消癖神火针：药物组成：蜈蚣1条，五灵脂、雄黄、乳香、没药、阿魏、三棱、木鳖、文术、甘草、皮硝各3克，闹羊花、硫黄、穿山甲、牙皂各6克，麝香9克，甘遂1.5克，艾绒60克。药条制法、操作方法与“雷火针”相同。主治偏食消瘦、积聚痞块等。

3.隔药灸法

又称间接灸法。是在穴位上覆盖某些药物后再以艾条施灸的一种方法。随隔物的不同，适应证也因之而异。临床上常用的有如下两种。

（1）隔核桃壳灸：将核桃劈为两半去仁，于壳上钻小孔若干，内装干鸡粪，扣患处。用艾条灸之。有解毒消肿作用，主治各种肿毒。

（2）隔蟾酥皮灸：取略大于病灶的蟾皮一块，将其内面平铺于疖肿上，然后持点燃的艾条，置蟾皮上方适当的距离进行熏灸。至病灶区出现温热感为度。每日灸1次，每次30~60分钟。此法治疗疖肿，有较好疗效。

4.无烟灸法

无烟灸是现代人经改进研制出的新处方，其疗效不仅比有烟灸好而且又具有环保卫生的优点，现已逐步推广开来。

常用的无烟艾条处方是：艾叶500克，甘松30克，白芷、细辛、羌活各6克，金粉（或铅粉）40克。

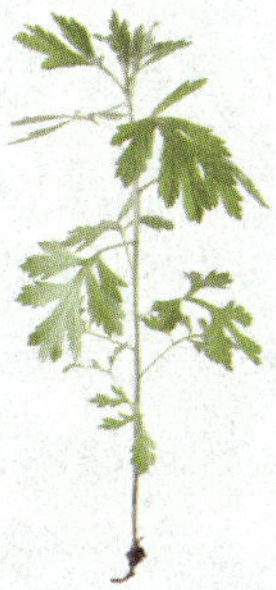

（三）温灸法

根据其操作方法不同，又分为以下几种。

1.艾饼灸法

又称铺灸法。是将艾绒铺于穴位或患处上而施灸的一种方法。它包括如下两种。

（1）熨灸法：将艾绒平铺于穴位上，再盖几层布，用熨斗在上面熨之，可发挥热熨和艾灸的双重作用。此法适用于虚寒、痿痹等证。

（2）日光灸法：将艾绒平铺在腹部，在日光下暴晒，每次10~20分钟，既有日光浴又有艾的作用。此法适用于小缺钙症、皮肤色素变性、慢性虚弱疾病等。

2.艾熏灸法

是用艾绒燃熏或加水煮蒸熏穴位或患部的一种灸治方法。

（1）烟熏灸法：是将艾绒放在杯子内点燃，使热烟熏灸一定部位的治疗方法。适用于痹证、痿证等。

（2）蒸汽灸法：用水煮艾，边煮边使其蒸汽熏，或煮好后盛盆内用蒸汽熏之。适用于风寒湿痹、肢体麻木或肿胀等。

3.温灸器灸法

是利用专门工具施灸的一种方法。该灸法可以较长时间地连续给病人以舒适温热的刺激，且使用方便，尤其对小儿及惧怕灸刺者此法最为适宜。目前较常用的有以下几种。

（1）温筒灸：取一种特制的金属筒状灸具，内装艾绒或药物，点燃后，置于施灸的穴位来回温熨，以局部发热红晕，病人感到舒适为度。一般灸15~30分钟，温筒灸具有多种，常用的有平面式和圆锥式两种，平面式适用于较大面积的灸治，

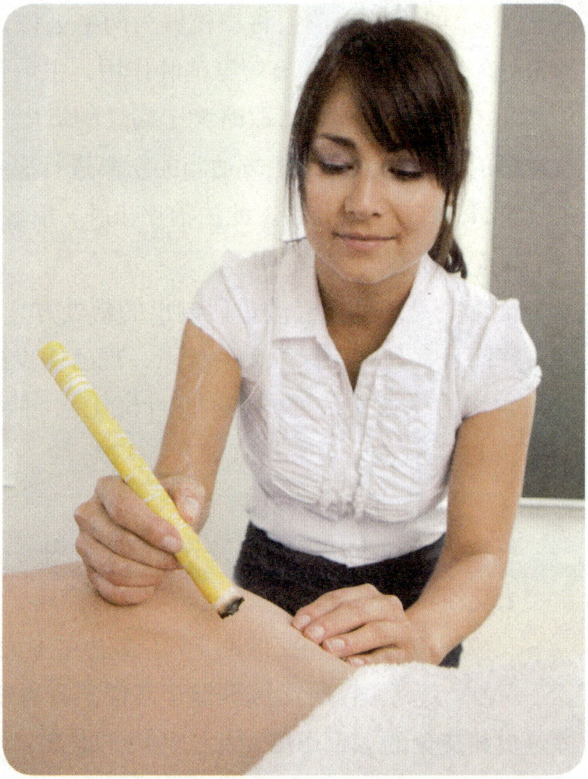

圆锥式作为小面积的点灸用。适用于痹证、痿证、腹痛、泄泻、腹胀等症。

（2）温盒灸：是用一种特制的盒形木制灸具，内装艾卷固定在一定部位而施灸的一种方法。盒具按其规格大小分大、中、小三种（大号：长20厘米，宽14厘米，高8厘米。中号：长15厘米，宽10厘米，高8厘米。小号：长11厘米，宽9厘米，高8厘米）。灸盒的制作：取厚约0.5厘米的木板，制成长方形木盒，下面不要底，上面制作一个随时可取下的盖（与盒的大小同等，并在盒内中下部安置铁窗纱一块，距底3～4厘米）。施灸时，把温灸盒置于所选的部位中央，点燃艾卷后，对准穴位放在铁纱上，盖好封盖（盖用于调节温度）。每次每穴灸15～30分钟，一次可灸数穴。适用于各种常见病的治疗。

（3）苇管器灸：其苇管口径为0.4～0.6厘米，长5～6厘米，苇管的一端作成半个鸭嘴形，另一端用胶布封闭，以便插入耳道内施灸。另一种是两节苇管灸器，放艾绒段，口径为0.8～1厘米，做成鸭嘴形，长4厘米，插入耳段口径较细，直径为0.5～0.6厘米，长3厘米，该段插入放艾绒端口内，连接成灸器，因而得名。插入耳道端用胶布固定，以备施灸用。其操作方法：将半个花生大的一撮细艾绒，放在灸器的半个鸭嘴处，用线香点燃后，用胶布封闭苇管器，内端插入耳道内，施灸时耳部有温热感。灸完一壮，再换一壮。每次灸3～9壮。10次为1疗程。主治面瘫。

4.温针灸法

又称温针法、烧针尾、传热灸、针柄灸法。具有温通经脉、行气活血的作用。

（1）操作方法：针刺得气后，将毫针留在适当深度，取约2厘米长艾卷一节，套在针柄上，从下端点燃，直至艾条烧完为止，待针柄冷却后出针，也可以艾绒代替艾卷施灸。

（2）适应证：临床适用于既要留针，又需要施灸的疾病，如肢体冷痛、脘腹隐痛。也可用于保健。

（3）注意事项：①艾卷、艾绒应从下端点燃，易于温热向下（体内）传导。②如用艾绒，装裹时必须捻紧，并嘱病人不要随便变动体位，以免艾绒落下烧伤局部皮肤、衣物。③若艾火灼烧皮肤发烫。可在穴位上隔一纸片，可稍减火力。④当艾卷燃烧完时，除去残灰，稍停片刻再将针拔出。⑤抽搐、痉挛、震颤患者及婴幼儿禁用。

（四）非艾灸法

凡是用艾绒以外的物品作为施灸材料的灸治方法，均称为非艾灸法。

1.敷灸法

是用某种药物涂敷于穴位或患部而施灸的一种灸法。其中较多的是用有刺激性药物，敷后皮肤可起疱，或仅局部充血潮红。所用药物绝大部分为中药，但近年也有用西药而敷灸的，一般多用单味药，也可用复方。该灸法既包括古代的“天灸”，也包括现代的“药物发泡”和部分“药物敷贴”疗法。常用的有蒜泥灸、白芥子灸、毛茛灸、生姜灸、葱白灸、芫花灸等40余种。

（1）蒜泥灸：是将大蒜（最好用紫皮蒜）捣成泥状，取3～5克贴敷在穴位上，敷灸时间为1～3小时，以局部皮肤发痒、发赤或起泡为度。如敷涌泉穴治疗咯血、衄血，敷合谷穴治疗扁桃腺炎，敷鱼际穴治疗喉痹等。

（2）白芥子灸：白芥子研末，醋调或姜汁调为糊膏状，每次用5～10克贴敷在穴位上，油纸敷盖，橡皮膏固定，或将白芥子细末1克，放置3厘米直径的圆形胶布中央，直接贴敷在穴位上。敷灸时间为2～4小时，以局部充血潮红，或皮肤起泡为度。该法主治风寒湿痹痛、肺结核、哮喘、口眼斜等症。

（3）毛茛灸：毛茛又称老虎脚爪草。取其鲜叶捣烂，敷于穴位或患处，初有热辣感，继而所敷皮肤发红、充血，稍时即起水泡。发泡后，局部有色素沉着，以后可自行消退。敷灸时间为1～2小时。如敷于经渠或内关、大椎穴，可治疗疟疾；治疗寒痹可敷于患处；如与食盐合用制成药丸敷于少商、合谷穴，可治疗急性结膜炎。

（4）马钱子灸：取马钱子适量，研为细末，用醋调成糊状，敷于穴位上，胶布固定，如敷颊车、地仓治疗面神经麻痹等。

2.硫黄灸

是以硫黄作为施灸材料的一种灸法。灸法：用硫黄1块，随疮口大小定之，另取少许硫黄，于火上烧之，以银钗脚挑之取焰，点硫黄上，令着三五遍，取脓水，以疮干瘥为度。此法用于治疗顽固性疮疡及其形成瘘管者。

3.黄蜡灸

是将黄蜡烤热熔化，用以施灸的方法。其方法是先以面粉调和，用湿面团沿着疮疡肿根围成一圈，高出皮肤3厘米左右，圈外围布数层，防止烘肤，圈内放入上等蜡片约1厘米厚，随后以铜勺（或铁勺）盛灰火在蜡上烘烤，使黄蜡熔化，皮肤有热痛即可。若疮疡肿毒较深，可随灸随添黄蜡，以添到围圈满为度，若灸使蜡液沸动，病人施灸处先痒感，随后痛不可忍，立即停止治疗。灸完洒冷水少许于蜡上，冷却后揭去围布、面团及黄蜡。

4.灯火灸

又名灯草灸，是用灯芯草蘸油点燃后快速按在穴位上进行熨烫的方法。

（1）明灯爆灸法：取灯芯草1根（约10厘米长），蘸植物油并使之浸渍寸许，点燃灯芯之后，以灵敏而快速的动作，对准选灸穴位直接点触于穴位上爆灸。一触即离去，并听到爆响“叭”之声，即告成功。此称为1壮。此法灸后局部皮肤稍微灼伤，偶然可引起小水泡，3～4天水泡自然吸收而消失，此法适应证广，常用于治疗急性病症，包括小儿急性病，民间普遍用于治疗各种常见病，多发病。

（2）阴灯灼灸法：又称阴灯灸法或熄灯火法。施灸方法是：取灯芯草1～2根，长约10厘米，把灯芯蘸植物油点燃约半分钟即吹灭灯火，停约半分钟，等灯芯温度稍降，利用灯火余烬点于治疗穴上灼灸之，一触即起为1壮。每穴可以雀啄般地灼灸1～3壮。本法具有安全可靠，无灼伤之弊，且疗效良好，又可消除害怕心理等优点，可适用于各种急性和慢性病的治疗。

（3）压灯指温熨法：术者取灯芯草1～3根，蘸植物油点燃明火，然后把拇指指腹压在灯芯火上，旋即把拇指指腹的温热迅速移压在患部或治疗穴位上熨灼之，如此反复做3～5次即可。本法属间接熨灸法，适用于婴幼儿疾患和老年、虚弱性慢性疾病。本法具有安全可靠、无直接灼伤皮肤等优点，病人易于接受，通常多用于两周岁以下的婴幼儿，也可用于害怕灯火灼伤的患者。

（4）灯芯炷灸法：取灯芯草1～2根，用剪刀预先剪成1厘米长，此即谓“灯芯炷”，再将剪下的“灯芯炷”浸在盛装植物油的器皿中。治疗时将油浸的灯芯炷稍行滴干，然后用小镊子将灯芯炷竖直置于治疗穴位上，以火柴点燃，任其燃烧。每燃完1炷为1壮，每穴烧1～2壮为度，本法与艾炷灸法同理，属直接着肤灸，适用于老年人、妇人等慢性、虚损性疾病的治疗。灸后局部皮肤微灼烧伤，可涂以龙胆紫药水，以免感染。

5.电热灸

是利用电作为热源而施灸的方法。操作方法，先取特制电灸器1台，接通电源达到适当温度后，即在穴位上进行灸熨。每次可灸5～15分钟，适于寒湿痹、寒性腹痛、腹泻等常见病。

四、针刺的注意事项

1.体质虚弱或初次接受针刺者

要尽可能采取卧位，以防止晕针。疲劳、空腹等情况下，不宜进行针刺。

2.针刺胸背部腧穴

不宜过深，严防发生创伤性事故。对接近重要脏器和大血管的腧穴，尤应严格掌握针刺的角度和深度。

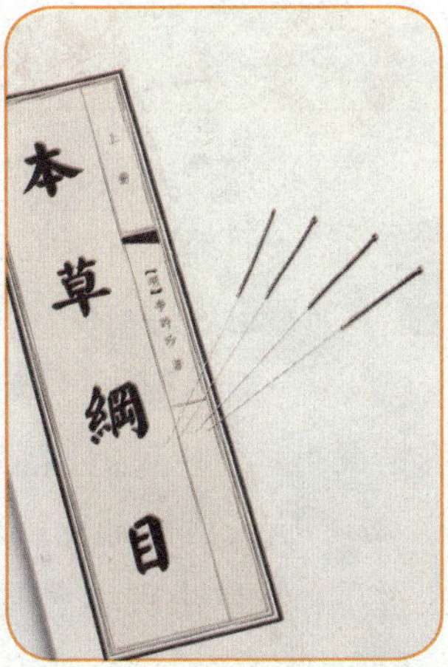

3.孕妇

孕妇的下腹部、腰骶部腧穴以及三阴交、合谷等穴不宜针刺。对习惯性流产的孕妇，则最好不要针刺。

4.有皮肤感染、溃疡、瘢痕或肿瘤的局部

不宜针刺。

5.对有出血倾向的疾病

如血友病病人，则禁止针刺。

6.针刺过程中

万一出现异常情况，要及时妥善处理。常见的异常情况有以下几种。

（1）滞针：针刺进皮后，有时遇到捻转、提插发生困难，甚至不能将针退出者，称为“滞针”。大多因受术者紧张而引起肌肉痉挛，或捻转幅度太大以致肌纤维缠绕针身所致。对精神紧张者应解除其顾虑，放松肌肉，或在附近按摩。若因肌纤维缠绕针身，可反向捻转，待针松动后出针。

（2）弯针：进针时指力不匀，用力过猛，或进针后因强烈针感使针刺部位的肌肉急剧收缩，或留针时变动体位，均可使针身弯曲。遇到弯针，宜将针顺势拔出。如因体位变动所造成，应先恢复原来体位，然后出针。

（3）断针：多因针身锈损剥蚀，或捻转手法太强，或滞针、弯针后处理不当，致使针身折断，残断留在体内。此时要沉着、冷静，用左手固定穴位周围皮肤，不要移动体位，如断端露于皮外的，可用手或镊子拔出，如断针深不可见，应

手术取出。

（4）晕针：初次接受针刺者往往由于精神过于紧张，或体质虚弱，疲劳、空腹，或针刺手法过强等原因，均易引起晕针。其表现为头晕眼花、面色苍白、心慌气短、多汗肢冷等。出现晕针现象时，应立即全部出针，平卧，放低头部，喝少量凉开水，休息片刻即可恢复。

（5）血肿：有时皮内出血，当时应予冷敷，促使止血，数小时后可作热敷，促使吸收。

（6）刺伤：重要脏器针刺过程中或留针时出现心跳增快、气闷、紫绀等症状，大多是由于刺伤心、肺、肾、髓等重要脏器而引起，应立即送医院抢救。

五、灸灼的注意事项

1）不宜在过饱、过饥、酒醉的情况下施灸。

2）颜面部不宜瘢痕灸，妇女在妊娠期内小腹和腰部不可灸。

3）不论外感或阴虚发热，凡脉异数者，均不宜灸。

4）一般情况下可以先灸上部，后灸下部，先背后腹，先头身后四肢，但在特殊情况下，可以灵活运用。

5）施灸后局部皮肤仅有微红灼热现象的，很快就可消失，无需处理；如因施灸过重，皮肤出现小水泡，只需注意不擦破，可任其自愈；如水泡较大，可用消毒的针刺破放出水液；如有化脓现象，则要保持清洁，可用敷料保护灸疮，待其吸收愈合。

6）根据患者的体质和病情，选用合适的灸法，耐心解释，以取得患者的合作，如选用瘢痕灸法一定要取得病人的同意。

7）腰、背、腹部施灸，壮数可多。胸部、四肢施灸，壮数应少，头颈部更少，青壮年施灸壮数宜多，时间较长；年老，小儿施灸壮数少，时间较短。

8）颜面部、心区、大血管部和肌腱处不可用瘢痕灸。禁灸或慎灸穴有睛明、丝竹空、瞳子、人迎、经渠、曲泽、委中等，妇女妊娠期，腰骶部和腹部不宜用瘢痕灸。

9）对昏迷、肢体麻木及感觉迟钝的患者，注意勿灸过量，并避免烧伤。

10）施用瘢痕灸法，在灸疮化脓期间不宜做重体力劳动。如灸疮污染局部发炎时，可用消炎药膏或玉红膏涂敷。

11）施灸过程中，严防艾火烧坏病人衣服、被褥等物。施灸完毕，必须把艾卷艾炷彻底熄灭，以免引起火灾。

第三章

腧穴穴位

SHU XUE XUE WEI

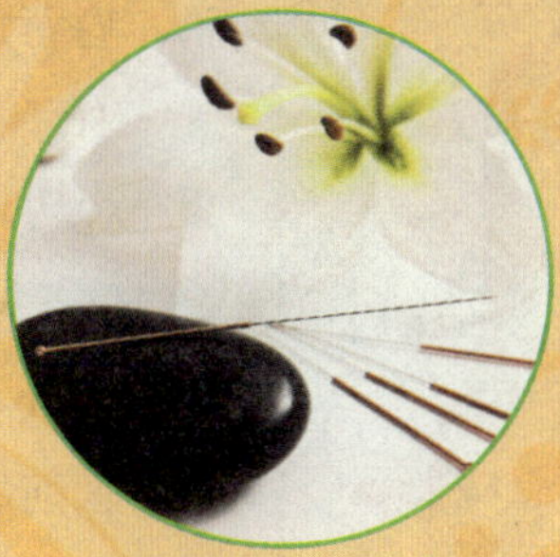

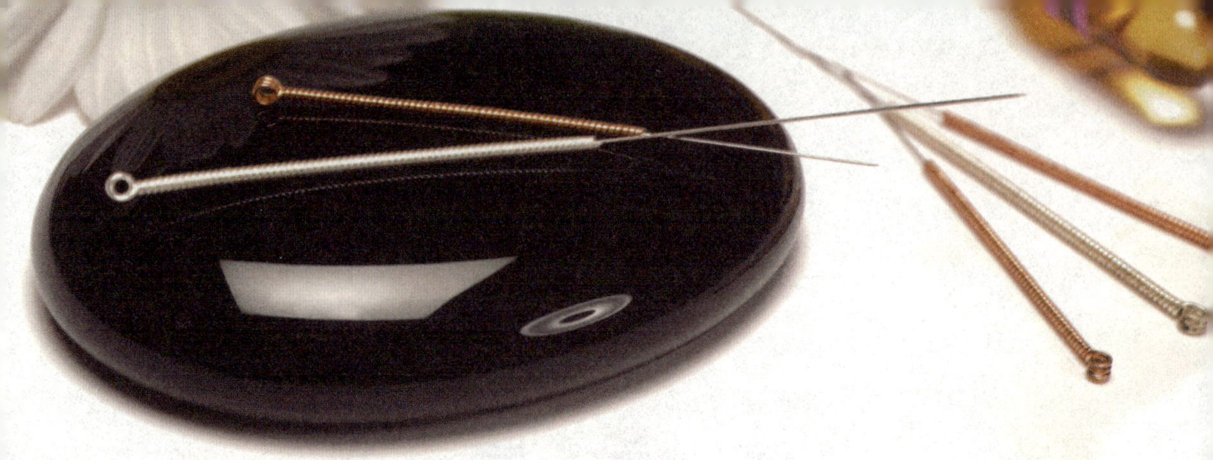

一、手太阴肺经穴

手太阴肺经起于中府止于少商，包括云门、中府、天府、侠白、尺泽、孔最、列缺、经渠、太渊、鱼际、少商，共11个穴位（左右两侧22穴）。其中9个分布在上肢内侧前缘，而其他两个穴位则分布在前胸上部。

本经腧穴主治咳、喘、咳血、咽喉痛等肺系疾患，及经脉循行部位的其他病症。

（一）云门

取穴：在胸外侧部，肩胛骨喙突上方，锁骨下窝凹陷处，距前正中线6寸。

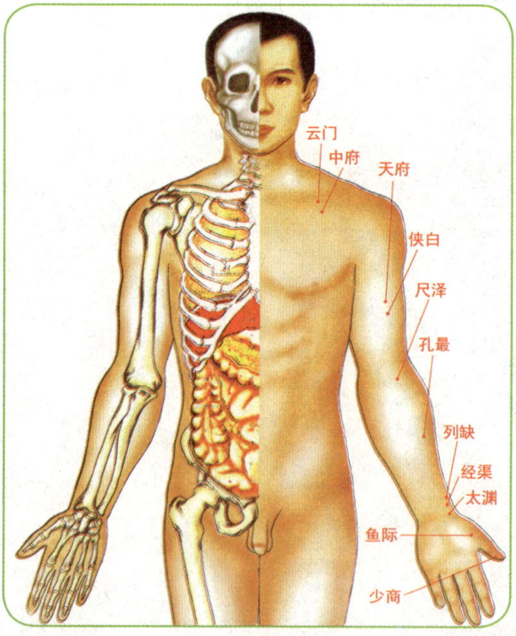

主治：咳嗽，气喘，胸痛，肩背痛，胸中烦痛。

刺灸法：向外斜刺0.5～0.8寸；艾炷灸3~7壮，艾条灸5~15分钟。

（二）中府

取穴：在胸外侧部，云门下1寸，平第一肋间隙处，距前正中线6寸。

主治：咳嗽，气喘，肺胀满，胸痛，肩背痛。

刺灸法：向外斜刺或平刺0.5～0.8寸，不可向内深刺，以免伤及肺脏。

（三）天府

取穴：在臂内侧面，肱二头肌桡侧缘，腋前纹头下3寸处。

主治：气喘，鼻衄，瘿气，臂痛。

刺灸法：直刺0.5～1寸；艾炷灸或温针灸3~5壮，艾条灸5~15分钟。

（四）侠白

取穴：在臂内侧面，肱二头肌桡侧缘，腋前纹头下4寸，或肘横纹上5寸处。

主治：咳嗽，气喘，干呕，烦满，臑痛。

刺灸法：直刺0.5～1寸；温针灸3~5壮，艾条灸5~15分钟。

（五）尺泽

取穴：在肘横纹中，肱二头肌腱桡侧凹陷处。

主治：咳嗽，气喘，咳血，潮热，胸部胀满，咽喉肿痛，小儿惊风，吐泻，肘臂挛痛。

刺灸法：直刺0.8～1.2寸，或点刺出血；隔姜灸5~7壮，温和灸10~20分钟。

（六）孔最

取穴：在前臂掌面桡侧，当尺泽与太渊连线上，腕横纹上7寸处。

主治：咳嗽，气喘，咳血，咽喉肿痛，肘臂挛病，痔疾。

刺灸法：直刺0.5～1寸；艾炷灸或温针灸5~7壮，艾条灸10~20分钟。

（七）列缺

取穴：在前臂桡侧缘，桡骨茎突上方，腕横纹上1.5寸，当肱桡肌与拇长展肌腱之间。

主治：伤风，头痛，项强，咳嗽，气喘，咽喉肿痛，口眼歪斜，齿痛。

刺灸法：向上斜刺0.5～0.8寸；艾炷灸3~5壮，艾条灸5~10分钟。

（八）经渠

取穴：在前臂掌面桡侧，桡骨茎突与桡动脉之间凹陷处，腕横纹上1寸。

主治：咳嗽，气喘，胸痛，咽喉肿痛，手腕痛。

刺灸法：避开桡动脉，直刺0.3～0.5寸；艾炷灸或温针灸3~5壮，艾条灸5~10分钟。

（九）太渊

取穴：在腕掌侧横纹桡侧，桡动脉搏动处。

主治：咳嗽，气喘，咳血，胸痛，咽喉肿痛，腕臂痛，无脉症。

刺灸法：避开桡动脉，直刺0.2～0.3寸；艾炷灸1~3壮，艾条灸5~10分钟。

（十）鱼际

取穴：在手拇指本节（第1掌指关节）后凹陷处，约当第1掌骨中点桡侧，赤白肉际处。

主治：咳嗽，咳血，咽喉肿痛，失音，发热。

刺灸法：直刺0.5～0.8寸；艾炷灸1~3壮，艾条灸3~5分钟。

（十一）少商

取穴：在手拇指末节桡侧，距指甲角0.1寸。

主治：咽喉肿痛，咳嗽，鼻衄，发热，昏迷，癫狂。

刺灸法：浅刺0.1寸，或用三棱针点刺挤压放血5~10滴；艾条灸5~10分钟。

二、足太阴脾经穴

足太阴脾经起于隐白止于大包，包括隐白、大都、太白、公孙、商丘、三阴交、漏谷、地机、阴陵泉、血海、箕门、冲门、府舍、腹结、大横、腹哀、食窦、天溪、胸乡、周荣、大包21个穴位（左右两侧共42穴）。其中11个穴位分布在下肢内侧前缘，而其余10个穴位分布在侧胸腹部。

本经腧穴主治脾、胃等消化系统病症、泌尿生殖系统病症以及经脉所经过部位的其他病症。

（一）隐白

取穴：在足大趾末节内侧，距趾甲角0.1寸。

主治：腹胀，便血，尿血，月经过多，崩漏，癫狂，多梦，惊风。

刺灸法：浅刺0.1~0.2寸或用三棱针点刺放血；艾炷灸3~7壮，艾条灸10~15分钟。

（二）大都

取穴：在足内侧缘，当足大趾本节（第1跖趾关节）前下方赤白肉际凹陷处。

主治：腹胀，胃痛，呕吐，泄泻，便秘，热病。

刺灸法：直刺0.3～0.5寸；艾炷灸1~3壮，艾条灸10~15分钟。

（三）太白

取穴：在足内侧缘，当足大趾本节（第1跖骨关节）后下方赤白肉际凹陷处。

主治：胃痛，腹胀，肠鸣，泄泻，便秘，痔漏，脚气，体重节痛。

刺灸法：直刺0.5～0.8寸；艾炷灸3~5壮，艾条灸10~15分钟。

（四）公孙

取穴：在足内侧缘，当第一跖骨基底部的前下方。

主治：胃痛，呕吐，腹痛，泄泻，痢疾。

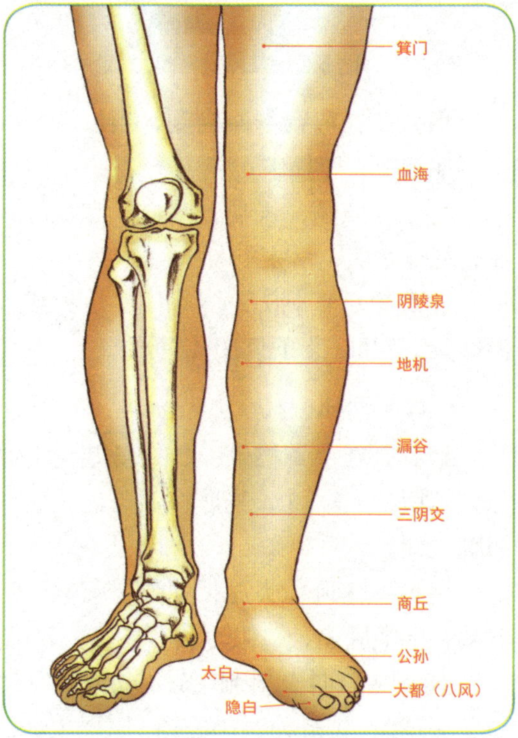

刺灸法： 直刺0.6～1.2寸；艾炷灸3~5壮，艾条灸5~10分钟。

（五）商丘

取穴： 在足内踝前下方凹陷中，当舟骨结节与内踝尖连线的中点处。

主治： 腹胀，泄泻，便秘，黄疸，足踝痛。

刺灸法： 直刺0.3～0.5寸或平刺1.0~1.5寸；艾炷灸3~5壮，艾条灸5~10分钟。

（六）三阴交

取穴： 在小腿内侧，当足内踝尖上3寸，胫骨内侧缘后方。

主治： 肠鸣腹胀，泄泻，月经不调，带下，阴挺，不孕，滞产，遗精，阳痿，遗尿，疝气，失眠，下肢痿痹，脚气。

刺灸法： 直刺1.0~1.5寸；艾炷灸5~9壮，艾条灸5~10分钟。

（七）漏谷

取穴： 在小腿内侧，当内踝尖与阴陵泉的连线上，距内踝尖6寸，胫骨内侧缘后方。

主治： 腹胀，肠鸣，小便不利，遗精，下肢痿痹。

刺灸法： 直刺1.0~1.5寸；艾炷灸5~9壮，艾条灸5~10分钟。

（八）地机

取穴： 在小腿内侧，当内踝尖与阴陵泉的连线上，阴陵泉下3寸。

主治： 腹痛，泄泻，小便不利，水肿，月经不调，痛经，遗精。

刺灸法： 直刺1.0~1.5寸；艾炷灸或温针灸3~5壮，艾条灸5~10分钟。

（九）阴陵泉

取穴： 在小腿内侧，当胫骨内侧髁后下方凹陷处。

主治： 腹胀，泄泻，水肿，黄疸，小便不利或失禁，膝痛。

刺灸法： 直刺1.0～2.0寸；艾炷灸5~9壮，艾条灸5~10分钟。

（十）血海

取穴： 屈膝，大腿内侧，在髌骨内上缘上2寸，当股四头肌内侧头的隆起处；或以左手掌心按于患者右膝髌骨上缘，二至五指向上伸直，拇指约呈45°斜置，拇指尖下是穴。

主治： 月经不调，痛经，经闭、崩漏、股内侧痛；瘾疹，皮肤湿疹，丹毒。

刺灸法： 直刺1.0～2.0寸；艾炷灸5~9壮，艾条灸5~10分钟。

（十一）箕门

取穴： 在大腿内侧，血海穴与冲门穴的连线上，血海穴直上6寸。

主治： 小便不利，五淋，遗尿，腹股沟肿痛。

刺灸法： 避开动脉，直刺0.5～1寸；艾炷灸或温针灸3~5壮，艾条灸5~10分钟。

（十二）冲门

取穴：在腹股沟外侧，距耻骨联合上缘中点3.5寸，当髂外动脉搏动处的外侧。

主治：腹痛，疝气，痔痛，小便不利，胎气上冲，崩漏，带下。

刺灸法：避开动脉，直刺0.5～1.0寸；间接灸或温针灸3~5壮，艾条灸5~10分钟。

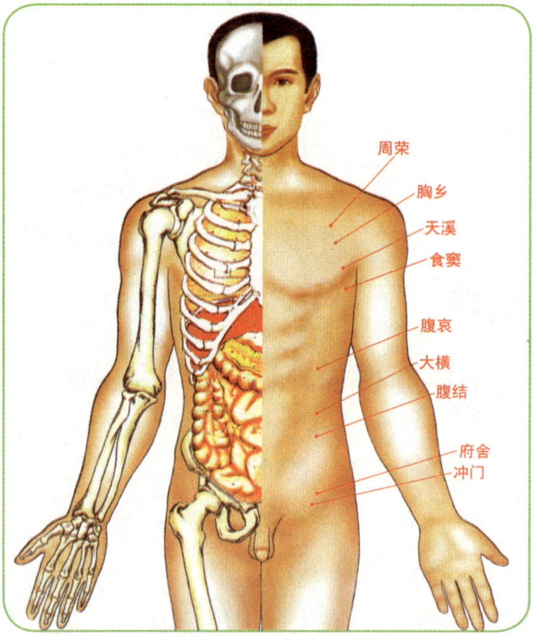

（十三）府舍

取穴：在下腹部，当脐中下4寸，冲门穴外上方0.7寸，前正中线旁开4寸。

主治：腹痛，腹满积聚，疝气，霍乱吐泻。

刺灸法：直刺1.0～1.5寸；艾炷灸或温针灸5~9壮，艾条灸5~10分钟。

（十四）腹结

取穴：在下腹部，府舍穴上3寸，大横穴下1寸，距任脉旁开4寸。

主治：腹痛，绕脐腹痛，腹泻，腹寒泄泻，咳逆，疝气。

刺灸法：直刺1.0～2.0寸；艾炷灸或温针灸3~5壮，艾条灸5~10分钟。

（十五）大横

取穴：在腹中部，脐中旁开4寸。

主治：腹痛，小腹痛，腹泻，虚寒泻痢，大便秘结，善悲。

刺灸法：直刺1.0～2.0寸；艾炷灸或温针灸5~7壮，艾条灸5~10分钟。

（十六）腹哀

取穴：在上腹部，脐中上3寸，前正中线旁开4寸。

主治：消化不良，绕脐痛，腹痛，便秘，痢疾。

刺灸法：直刺1.0～1.5寸；艾炷灸或温针灸3~5壮，艾条灸5~10分钟。

（十七）食窦

取穴：在胸部侧部，第5肋间隙，前正中线旁开6寸；任脉(中廷)旁6寸，当第五肋间隙中。

主治：胸胁胀痛，噫气，翻胃，食已即吐，腹胀肠鸣，水肿。

刺灸法：斜刺或向外平刺0.5～0.8

寸；艾炷灸或温针灸3~5壮，艾条灸5~10分钟。

（十八）天溪

取穴：在胸外侧部，第四肋间隙，前正中线旁开6寸；在食窦上一肋，任脉旁开6寸，当第四肋间隙中取穴。

主治：胸胁疼痛，咳嗽，乳痈，乳痛，乳汁少。

刺灸法：斜刺或向外平刺0.5～0.8寸；艾炷灸或温针灸3~5壮，艾条灸5~10分钟。

（十九）胸乡

取穴：在胸外侧部，第3肋间隙，前正中线旁开6寸；在天溪上一肋，距任脉6寸，当第三肋间隙中取穴。

主治：胸胁胀痛，胸引背痛不得卧。

刺灸法：斜刺或向外平刺0.5～0.8寸；艾炷灸或温针灸3~5壮，艾条灸5~10分钟。

（二十）周荣

取穴：在胸外侧部，第2肋间隙，前正中线旁开6寸；在胸乡上一肋，任脉旁开6寸，当第2肋间隙中取穴。

主治：咳嗽，咳唾秽脓，胁肋痛，气喘，气逆，食不下，胸胁胀满。

刺灸法：斜刺或向外平刺0.5～0.8寸；艾炷灸3~5壮，艾条灸5~10分钟。

（二十一）大包

取穴：在侧胸部，腋中线上，当第6肋间隙处；侧卧举臂，在腋下6寸，腋中线上取穴。

主治：气喘，胸胁痛，全身疼痛，急性扭伤，四肢无力。

刺灸法：斜刺或向后平刺0.5～0.8寸；艾炷灸3~5壮，艾条灸5~10分钟。

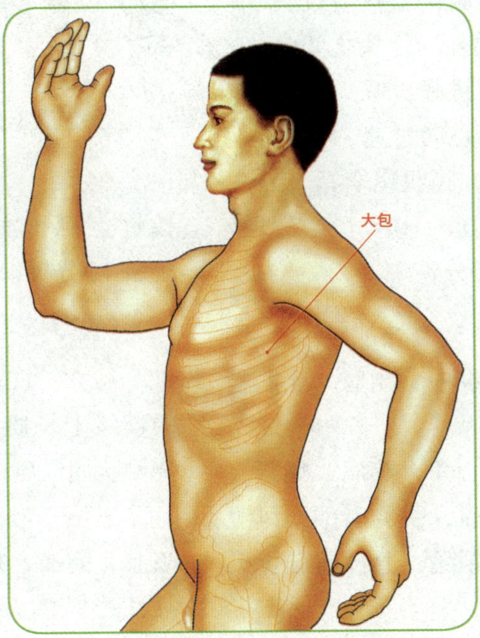

三、手厥阴心包经穴

手厥阴心包经起于天池止于中冲，包括天池、天泉、曲泽、郄门、间使、内关、大陵、劳宫、中冲9个穴位（左右两侧共18穴）。其中8个穴位分布在上肢内侧中间，1个穴位在前胸上部。

本经腧穴主治胸、心等循环系统病症、神经精神方面病症及本经脉所过部位之病症。

（一）天池

取穴：在胸部，当第四肋间隙，乳头外1寸，前正中线旁开5寸。

主治：胸闷，胁痛，腋下肿痛，心绞痛，腋窝淋巴腺炎，肋间神经痛，乳腺炎，乳汁分泌不足等。

刺灸法：斜刺0.2～0.4寸，不可深刺。可灸。

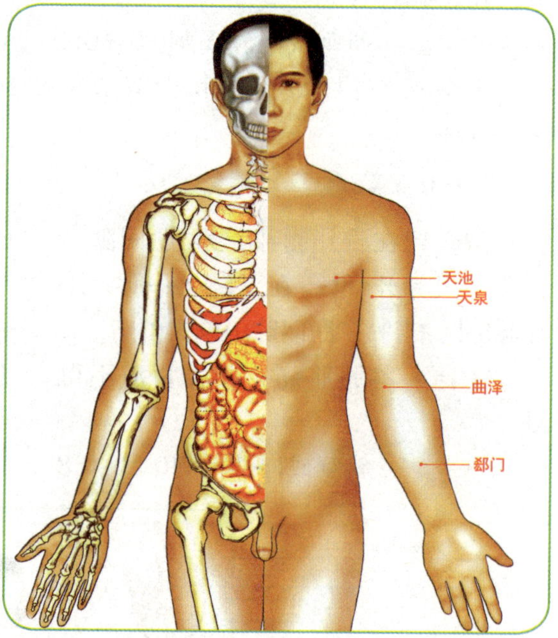

（二）天泉

取穴：在臂内侧，当腋前纹头下2寸，肱二头肌的长、短头之间。

主治：心痛，胁胀，咳嗽，胸壁，上臂内侧痛，心动过速，支气管炎，肋间神经痛，膈肌痉挛等。

刺灸法：直刺0.5～0.7寸；艾炷灸3~5壮，艾条灸5~10分钟。

（三）曲泽

取穴：在肘横纹中，当肱二头肌腱的尺侧缘。

主治：心痛，心悸，热病，烦躁，胃痛，呕吐，肘臂痛，手臂震颤，风湿性心脏病，小儿舞蹈病，急性胃肠炎，支气管炎，中暑等。

刺灸法：直刺0.5～1.0寸，或三棱针点刺出血；间接灸3~5壮，艾条灸5~10分钟。

（四）郄门

取穴：在前臂掌侧，当大陵与曲泽的连线上，腕横纹上5寸。掌长肌腱与桡侧腕屈肌腱之间。

主治：心痛，心悸，衄血，呕血，咳血，胸痛，疔疮，痫证，心肌炎，风湿性心脏病，心绞痛，胸膜炎，精神病，膈肌痉挛等。

刺灸法：直刺0.5～1.0寸；艾炷灸3~5壮，艾条灸5~10分钟。

（五）间使

取穴：在前臂掌侧面，当大陵与曲泽的连线上，腕横纹上3寸。掌长肌腱与桡侧腕屈肌腱之间。

主治：心痛，心悸，胃痛，呕吐，热病，烦躁，疟疾，癫狂，痫证，腋下肿，肘臂挛痛，心肌炎，风湿性心脏病，荨麻疹，癔病，精神分裂症，胃炎，子宫内膜炎等。

刺灸法：直刺0.5～1.0寸；艾炷灸或温针灸3~5壮，艾条灸5~10分钟。

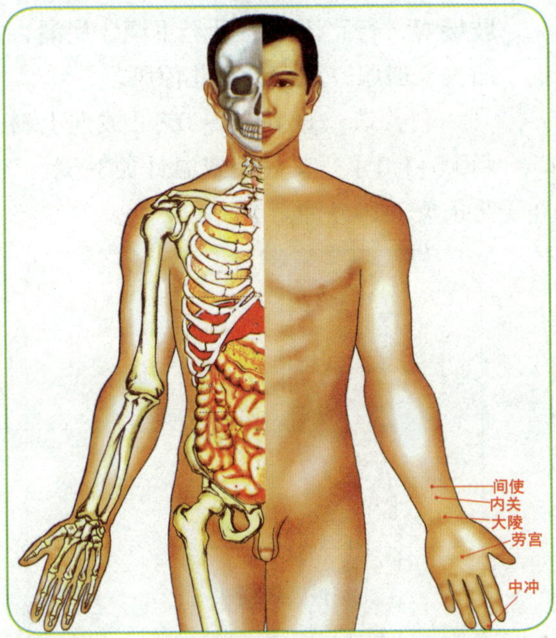

（六）内关

取穴：在前臂掌侧，当大陵与曲泽的连线上，腕横纹上2寸。掌长肌腱与桡侧腕屈肌腱之间。

主治：心痛，心悸，胸闷，胁痛，胃痛，恶心，呕吐，呃逆，癫狂，痫症，失眠，热病，烦躁，疟疾，肘臂挛痛，风湿性心脏病，心肌炎，心绞痛，心动过速，心律不齐，胃炎，膈肌痉挛，急性胆囊炎，癔病，癫痫，甲状腺功能亢进，血管性头痛，血栓闭塞性脉管炎，疟疾等。

刺灸法：直刺0.5～1.0寸或向上斜刺1.0~2.0寸；艾炷灸或温针灸5~7壮，艾条灸5~10分钟。

（七）大陵

取穴：在腕横纹的中点处，当掌长肌腱与桡侧腕屈肌腱之间。

主治：心痛，心悸，胃痛，呕吐，癫狂，痫证，胸闷，胁痛，惊悸，失眠，烦躁，口臭，心动过速，胃炎，扁桃腺炎，精神分裂症，腕关节及周围软组织疾患等。

刺灸法：直刺0.3～0.5寸；艾炷灸或温针灸3~5壮，艾条灸5~10分钟。

（八）劳宫

取穴：在手掌心，当第二、三掌骨之间偏于第三掌骨，握拳屈肘时向中指尖处。

主治：心痛，癫狂，痫症，口疮，口臭，鹅掌风，呕吐，心绞痛，口腔炎，小儿惊厥，癔病，精神分裂症，手掌多汗症，手指麻木，高血压等。

刺灸法：直刺0.3～0.5寸；艾炷灸

或温针灸3~5壮，艾条灸5~10分钟。

（九）中冲

取穴：在手中指末节尖端中央。

主治：心痛，心烦，昏厥，舌强肿痛，热病，中暑，惊厥，掌中热。

刺灸法：浅刺0.1寸，或三棱针点刺出血；艾炷灸1~3壮，艾条灸5~10分钟。

四、足厥阴肝经穴

足厥阴肝经起于大敦止于期门，包括大敦、行间、太冲、中封、蠡沟、中都、膝关、曲泉、阴包、足五里、阴廉、急脉、章门、期门14个穴位（左右两侧共28穴）。其中12个穴位分布在下肢部，而其他两个穴位分布于腹部和胸部。

本经腧穴主治泌尿生殖系统病症、神经系统病症、肝胆病症、眼病及本经脉所经过部分之病症。

（一）大敦

取穴：在足蹬趾末节外侧，距趾甲角0.1寸（指寸）。

主治：疝气，遗尿，崩漏，阴挺，经闭，癫痫。

刺灸法：浅刺0.1~0.2寸或用三棱针点刺出血；艾炷灸或温针灸3~5壮，艾条灸5~10分钟。

（二）行间

取穴：在足背侧，当第一、二趾间，趾蹼缘的后方赤白肉际处。

主治：目赤肿痛，青盲，失眠，癫痫，月经不调，痛经，崩漏，带下，小便不利，尿痛。

刺灸法：直刺0.5～0.8寸；艾炷灸或温针灸3~5壮，艾条灸5~10分钟。

（三）太冲

取穴：在足背侧，当第一、二跖骨结合部前方凹陷处。

主治：头痛，眩晕，目赤肿痛，口眼歪斜，郁证，胁痛，腹胀，呃逆，下肢痿痹，行路困难，月经不调，崩漏，疝气，遗尿，癫痫，小儿惊风。

刺灸法：直刺0.5～0.8寸或向上斜刺0.5~1.0寸；艾炷灸或温针灸3~5壮，艾条灸5~10分钟。

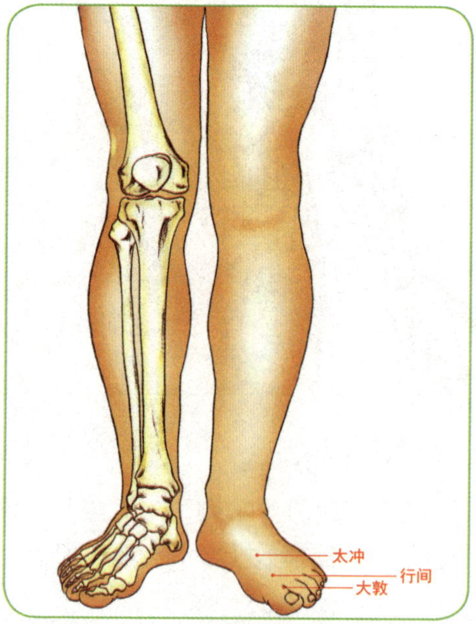

（四）中封

取穴：在足背侧，商丘与解溪连线之间，胫骨前肌腱的内侧凹陷处。

主治：疝气，腹痛，遗精，小便不利。

刺灸法：直刺0.5～0.8寸；艾炷灸或温针灸3~5壮，艾条灸5~10分钟。

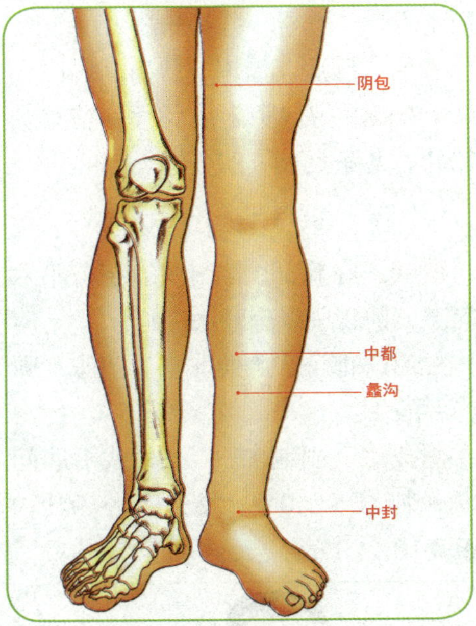

（五）蠡沟

取穴：在小腿内侧，当足内踝尖上5寸，胫骨内侧面中央。

主治：外阴搔痒，月经不调，带下，小便不利，疝气，足肿疼痛。

刺灸法：平刺0.5～0.8寸或胫骨后缘向上斜刺1.0～1.5寸；艾炷灸3～5壮，艾条灸5～10分钟。

（六）中都

取穴：在小腿内侧，当内踝尖上7寸，胫骨内侧面的中央。

主治：两胁痛，腹胀，腹痛，泄泻，恶露不尽，疝气。

刺灸法：平刺0.5～0.8寸；艾炷灸3～5壮，灸条灸5～10分钟。

（七）膝关

取穴：在足小腿内侧，当胫骨内上髁的后下方，阴陵泉后1寸，腓肠肌内侧头的上部。

主治：膝部肿痛，下肢痿痹，咽喉肿痛。

刺灸法：直刺0.8～1.0寸；艾炷灸或温针灸3~5壮，艾条灸5~10分钟。

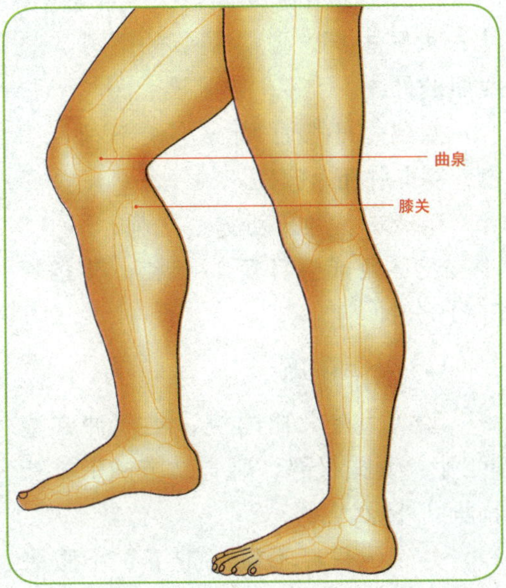

（八）曲泉

取穴：在膝内侧，屈膝，当膝内侧端，股骨向上髁的后缘，半腱肌、半膜肌止端的前凹陷处。

主治：小腹痛，小便不利，遗精，

阴挺，阴痒，外阴疼痛，月经不调，赤白带下，痛经，膝股内侧痛。

刺灸法： 直刺1.0～1.5寸；艾炷灸3~5壮，艾条灸5~10分钟。

（九）阴包

取穴： 在大腿内侧，当股骨内上髁上4寸，股内肌与缝匠肌之间。

主治： 腰骶引小腹痛，小便不利，遗尿，月经不调。

刺灸法： 直刺0.8～1.0寸；艾炷灸或温针灸3~5壮，艾条灸5~10分钟。

（十）足五里

取穴： 在大腿内侧，当气冲直下3寸，大腿根部，耻骨结节的下方，长收肌的外缘。

主治： 小腹胀痛，小便不利，阴挺，睾丸肿痛，瘰疬。

刺灸法： 避开动脉，直刺0.5～0.8寸；艾炷灸或温针灸3～5壮，艾条灸5～10分钟。

（十一）阴廉

取穴： 在大腿内侧，当气冲穴直下2寸，大腿根部，耻骨结节的下方长收肌的外缘。

主治： 月经不调，带下，小腹胀痛。

刺灸法： 直刺0.8～1寸；艾炷灸或温针灸3~5壮，艾条灸5~10分钟。

（十二）急脉

取穴： 在耻骨结节的外侧，当气冲穴外下方，腹股沟股动脉搏动处前正中线旁开2.5寸。

主治： 疝气，腹痛，外阴肿痛，阴茎痛，阴挺，阴痒。

刺灸法： 直刺0.5～1寸；艾炷灸或温针灸3~5壮，艾条灸5~10分钟。

（十三）章门

取穴： 在侧腹部，当第十一肋游离端的下方。

主治： 腹胀，泄泻，胁痛，痞块。

刺灸法： 斜刺0.5～0.8寸；艾炷灸5～9壮，艾条灸10～20分钟。

（十四）期门

取穴： 在胸部，当乳头直下，第六肋间隙，前正中线旁开4寸。

主治： 郁证，胸肋胀痛，腹胀，呃逆，吞酸。

刺灸法： 斜刺0.5～0.8寸或沿肋间方向平刺0.5～1.0寸；艾炷灸5～9壮，艾条灸10～20分钟。

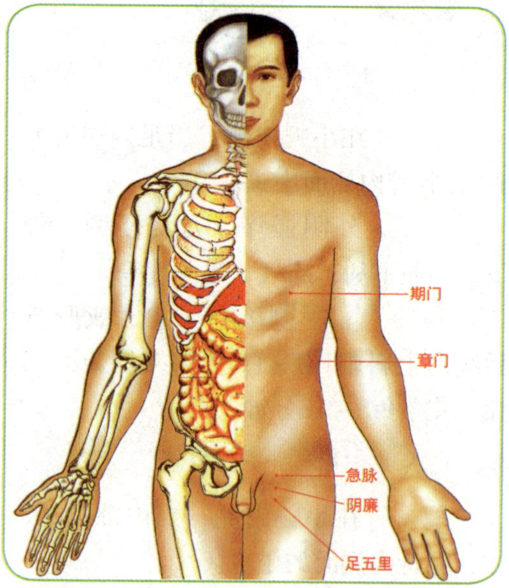

五、手少阴心经穴

手少阴心经起于极泉止于少冲，包括极泉、青灵、少海、灵道、通里、阴郄、神门、少府、少冲9个穴位（左右两侧共18穴）。其中8个穴位分布于上肢内侧面后缘，而其他1个穴位则在腋窝部。

本经腧穴主治胸、心、循环系统病症、神经精神方面病症以及本经脉所过部位之病症。

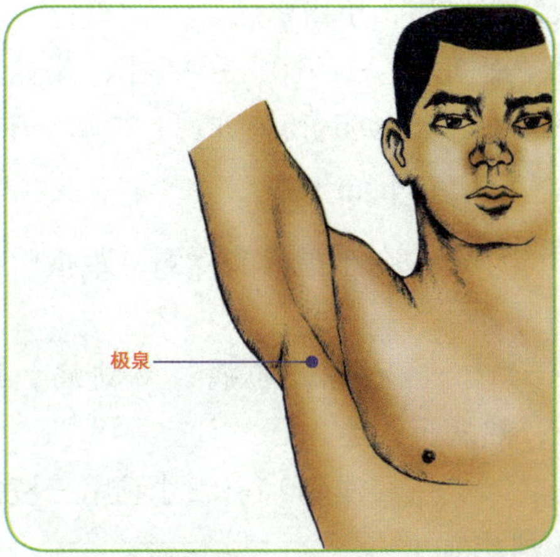

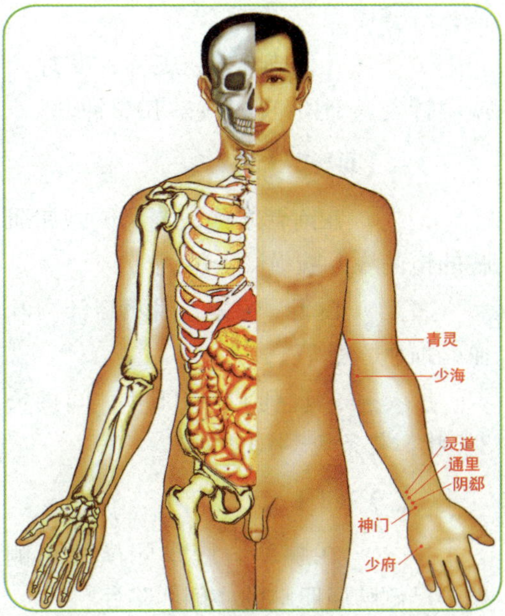

（一）极泉

取穴：在腋窝顶点，腋动脉搏动处。

主治：心痛，咽干烦渴，胁肋疼痛，瘰疬，肩臂疼痛。

刺灸法：避开腋动脉，直刺或斜刺0.3～0.5寸；艾炷灸或温针灸3~5壮，艾条灸5~10分钟。

（二）青灵

取穴：在臂内侧，当极泉与少海的连线上，肘横纹上3寸，肱二头肌的内侧沟中。

主治：头痛振寒，目黄，胁痛，肩臂疼痛。

刺灸法：直刺0.5～1.0寸；艾炷灸或温针灸3~5壮，艾条灸5~10分钟。

（三）少海

取穴：屈肘，当肘横纹内侧端与肱骨内上髁连线的中点处。

主治：心痛，肘臂挛痛，瘰疬，头颈痛，腋胁痛。

刺灸法：直刺0.5～1.0寸；艾炷灸或温针灸3~5壮，艾条灸5~10分钟。

（四）灵道

取穴：在前臂掌侧，当尺侧腕屈肌腱的桡侧缘，腕横纹上1.5寸。

主治：心痛，暴喑，肘臂挛痛。

刺灸法：直刺0.3～0.5寸；艾炷灸或温针灸1~3壮，艾条灸5~10分钟。

（五）通里

取穴：在前臂掌侧，当尺侧腕屈肌腱的桡侧缘，腕横纹上1寸。

主治：心悸，怔忡，暴喑，舌强不语，腕臂痛。

刺灸法：直刺0.3～0.5寸；艾炷灸或温针灸1~3壮，艾条灸5~10分钟。

（六）阴郄

取穴：在前臂掌侧，当尺侧腕屈肌腱的桡侧缘，腕横纹上0.5寸。

主治：心痛，惊悸，骨蒸盗汗，吐血、衄血，暴喑。

刺灸法：直刺0.3～0.5寸；间接灸3~5壮，艾条灸5~10分钟。

（七）神门

取穴：在腕部，腕掌侧横纹尺侧端，尺侧腕屈肌腱的桡侧凹陷处。

主治：心病，心烦，惊悸，怔忡，健忘，失眠，癫狂痫，胸胁痛。

刺灸法：直刺0.3～0.5寸或向上平刺1.0~1.5寸；艾炷灸1~3壮，艾条灸5~15分钟。

（八）少府

取穴：在手掌面，第四、五掌骨之间，握拳时，当小指尖处。

主治：心悸，胸痛，小便不利，遗尿，阴痒痛，小指挛痛。

刺灸法：直刺0.3～0.5寸；艾炷灸3~5壮，艾条灸5~15分钟。

（九）少冲

取穴：在小指末节桡侧，距指甲角0.1寸。

主治：心悸，心痛，胸胁痛，癫狂，热病，昏迷。

刺灸法：浅刺0.1~0.2寸或用三棱针点刺出血；艾炷灸或温针灸3~5壮，艾条灸5~10分钟。

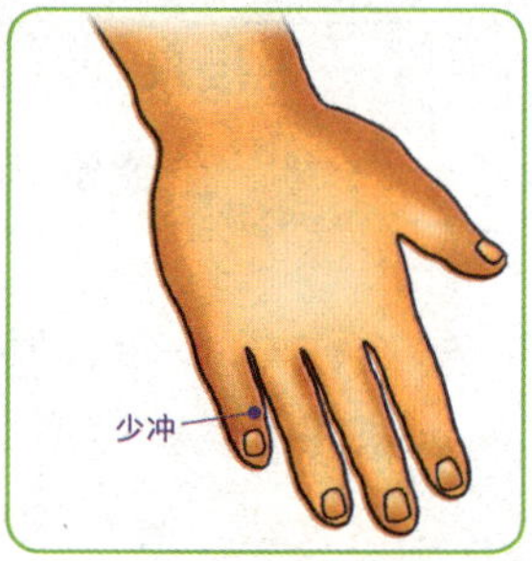

六、足少阴肾经穴

足少阴肾经起于涌泉止于俞府，包括涌泉、然谷、太溪、大钟、照海、水泉、复溜、交信、筑宾、阴谷、横骨、大赫、气穴、四满、中注、肓俞、商曲、石关、阴都、腹通谷、幽门、步廊、神封、灵墟、神藏、彧中、俞府27个穴位（左右两侧共54穴）。其中17个穴位分布在胸腹部任脉两侧，而其他10个穴位则分布在下肢内侧后缘。

本经腧穴主治泌尿生死系统、神经精神方面病症、呼吸系统、消化系统和循环系统的某些病症以及本经脉所经过部位的病症。

（一）涌泉

取穴：在足底部，卷足时足前部凹陷处，为当第二、三趾趾缝纹头端与足跟连线的前1/3与后2/3交点上。

主治：头颈痛，头晕，眼花，咽喉痛，舌干，失音，小便不利，大便难，小儿惊风，足心热，癫痫，霍乱转筋，昏厥。

刺灸法：直刺0.5~1.0寸；艾炷灸3~5壮，艾条灸5~10分钟。

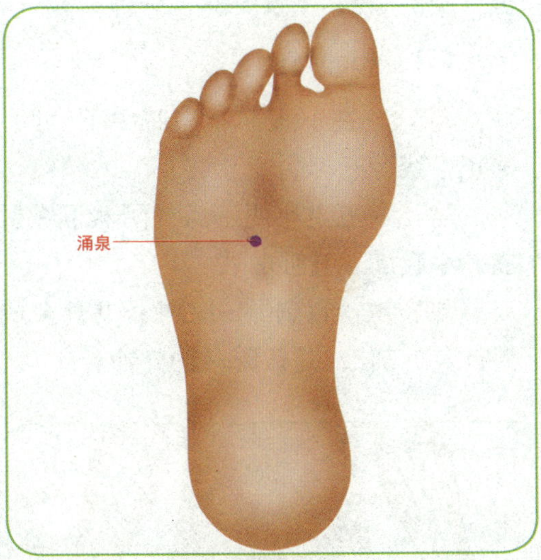

（二）然谷

取穴：在足内侧缘，足舟骨粗隆下方。

主治：月经不调，阴挺，阴痒，白浊，遗精，阳痿，小便不利，泄泻，胸胁胀痛，咯血，小儿脐风，口噤不开，消渴，黄疸，下肢痿痹，足跗痛。

刺灸法：直刺0.5~1.0寸；艾炷灸3~5壮，艾条灸5~10分钟。

（三）太溪

取穴：在足内侧，内踝后方，当内踝尖与跟腱之间的凹陷处。

主治：久疟咳逆，心疼脉沉，手足寒，呕吐寒疝，热病汗不出，咳嗽咽肿，癖，伤寒手足厥冷。

刺灸法：直刺0.5~1.0寸；艾炷灸或温针灸3~5壮，艾条灸5~10分钟。

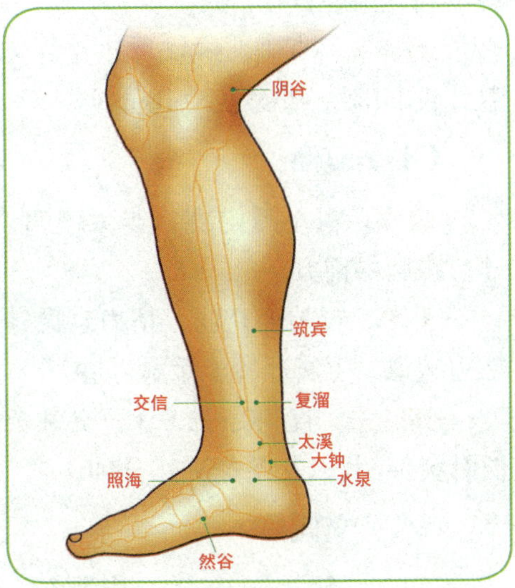

（四）大钟

取穴：在足内侧，内踝下方，当跟腱附着部的内侧前方凹陷处。

主治：胸腹满，喘息呕吐，少气不足，舌干食不下，气逆烦闷。

刺灸法：直刺0.3~0.5寸；艾炷灸或温针灸3~5壮，艾条灸5~10分钟。

（五）照海

取穴：在足内侧，内踝尖下方凹陷处。

主治：四肢懈惰，久疟卒疝，小腹

痛，女子淋沥，阴挺出，月经不调。

刺灸法：直刺0.5~0.8寸；艾炷灸或温针灸3~5壮，艾条灸5~10分钟。

（六）水泉

取穴：在足内侧，内踝尖后下方，当太溪直下1寸，跟骨结节的内侧凹陷处。

主治：月经不调，痛经，阴挺，小便不利，头昏目花，腹痛。

刺灸法：直刺0.3~0.5寸；艾炷灸或温针灸3~5壮，艾条灸5~10分钟。

（七）复溜

取穴：在小腿内侧，当太溪直上2寸，跟腱的前方。

主治：肾神经衰弱，精力衰退，记忆力减退，手脚冰冷，手脚浮肿。

刺灸法：直刺0.8~1.0寸；艾炷灸或温针灸3~5壮，艾条灸5~10分钟。

（八）交信

取穴：在小腿内侧，内踝尖上2寸，胫骨内侧缘后际的凹陷处。

主治：五淋，阴疝急，泻痢赤白，大小便难，女子漏血不止，阴挺，月经不调，小腹痛，盗汗。

刺灸法：直刺0.8~1.0寸；艾炷灸或温针灸3~5壮，艾条灸5~10分钟。

（九）筑宾

取穴：在小腿内侧，当太溪与阴谷的连线上，太溪直上5寸，腓肠肌肌腹的内下方。

主治：癫疾，发狂，呕吐涎沫，小儿脐疝，小腿内侧痛。

刺灸法：直刺0.5~0.8寸；艾炷灸或温针灸3~5壮，艾条灸5~10分钟。

（十）阴谷

取穴：在腘窝内侧，屈膝时，当半腱肌肌腱与半膜肌肌腱之间。

主治：膝痛不得屈伸，小便急引阴痿痛，阴股内廉痛，腹胀，女人漏下不止，少妊。

刺灸法：直刺0.8~1.2寸；艾炷灸或温针灸3~5壮，艾条灸5~10分钟。

（十一）横骨

取穴：在下腹部，当脐中下5寸，前正中线旁开0.5寸。

主治：五淋小便不通，阴器下纵引痛，小腹满，五脏虚。

刺灸法：直刺0.8~1.2寸；艾炷灸或温针灸3~5壮，艾条灸5~10分钟。

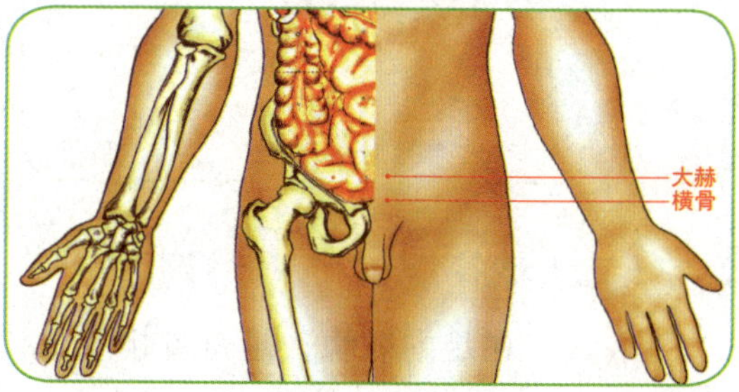

（十二）大赫

取穴：在下腹部，当脐中下4寸，前正中线旁开0.5寸。

主治：遗精，早泄，阳痿，阴挺，月经不调，痛经，不孕症。

刺灸法：直刺0.8~1.2寸；艾炷灸或

温针灸3~5壮，艾条灸5~10分钟。

（十三）气穴

取穴： 在下腹部，当脐中下3寸，前正中线旁开0.5寸。

主治： 月经不调，白带，小便不通，泄泻，便秘，淋病。

刺灸法： 直刺0.8~1.2寸；艾炷灸或温针灸3~5壮，艾条灸5~10分钟。

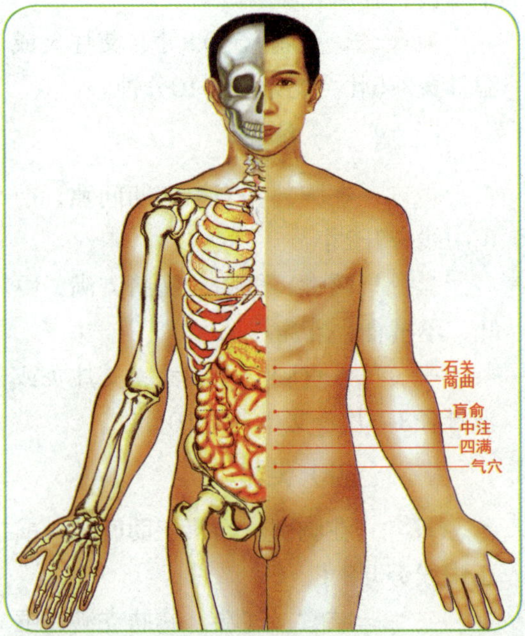

（十四）四满

取穴： 在下腹部，当脐中下2寸，前正中线旁开0.5寸。

主治： 腹痛，泄泻，痢疾，月经不调，带下，痛经，不孕症。

刺灸法： 直刺0.8~1.2寸；艾炷灸或温针灸3~5壮，艾条灸5~10分钟。

（十五）中注

取穴： 在下腹部，当脐中下1寸，前正中线旁开0.5寸。

主治： 月经不调，痛经，腹痛，便秘，泄泻，痢疾。

刺灸法： 直刺0.8~1.2寸；艾炷灸或温针灸3~5壮，艾条灸5~10分钟。

（十六）肓俞

取穴： 在腹中部，当脐中旁开0.5寸，腹直肌内侧缘处。

主治： 腹痛绕脐，呕吐，腹胀，痢疾，泄泻，便秘，疝气，月经不调，腰背痛。

刺灸法： 直刺0.8~1.2寸；艾炷灸或温针灸3~5壮，艾条灸5~10分钟。

（十七）商曲

取穴： 在上腹部，当脐中直上2寸，前正中线旁开0.5寸。

主治： 腹痛，泄泻，便秘，腹中积聚。

刺灸法： 直刺0.5~0.8寸；艾炷灸或温针灸3~5壮，艾条灸5~10分钟。

（十八）石关

取穴： 在上腹部，当脐中上3寸，前正中线旁开0.5寸。

主治： 哕噫呕逆，腹痛气淋，小便不利，大便燥，产后腹痛，女子不孕。

刺灸法： 直刺0.5~0.8寸；艾炷灸或温针灸3~5壮，艾条灸5~10分钟。

（十九）阴都

取穴： 在上腹部，当脐中上4寸，前正中线旁开0.5寸。

主治： 腹胀，肠鸣，腹痛，便秘，女子不孕，胸胁痛，疟疾。

刺灸法： 直刺0.5~0.8寸；艾炷灸或温针灸3~5壮，艾条灸5~10分钟。

（二十）腹通谷

取穴： 在上腹部，当脐中上5寸，前正中线旁开0.5寸。

主治： 腹痛，腹胀，呕吐，心痛，心悸，胸痛。

刺灸法： 直刺0.5~0.8寸；艾炷灸或温针灸3~5壮，艾条灸5~10分钟。

（二十一）幽门

取穴： 在上腹部，当脐中上6寸，前正中线旁开0.5寸。

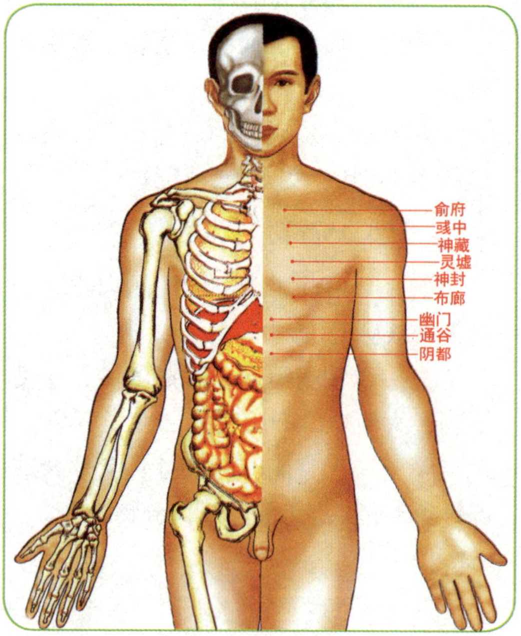

主治： 小腹满，胸满痛，呕吐不食，逆气。

刺灸法： 直刺0.5~0.8寸；艾炷灸或温针灸3~5壮，艾条灸5~10分钟。

（二十二）步廊

取穴： 在胸部，当第五肋间隙，前正中线旁开2寸。

主治： 胸痛，咳嗽，气喘，呕吐，不嗜食，乳痈。

刺灸法： 直刺0.5~0.8寸；艾炷灸或温针灸3~5壮，艾条灸5~10分钟。

（二十三）神封

取穴： 在胸部，当第四肋间隙，前正中线旁开2寸。

主治： 咳嗽，气喘，胸胁支满，呕吐，不嗜食，乳痈。

刺灸法： 直刺0.5~0.8寸；艾炷灸或温针灸3~5壮，艾条灸5~10分钟。

（二十四）灵墟

取穴： 在胸部，当第三肋间隙，前正中线旁开2寸。

主治： 咳嗽，气喘，胸胁支满，呕吐，不嗜食，乳痈。

刺灸法： 直刺0.5~0.8寸；艾炷灸或温针灸3~5壮，艾条灸5~10分钟。

（二十五）神藏

取穴： 在胸部，当第二肋间隙，前正中线旁开2寸。

主治： 咳嗽，气喘，胸胁支满，呕吐，不嗜食，乳痈。

刺灸法： 斜刺或平刺0.5~0.8寸；艾

炷灸或温针灸3~5壮，艾条灸5~10分钟。

（二十六）彧中

取穴：在胸部，当第二肋间隙，前正中线旁开2寸。

主治：咳嗽，气喘，痰壅，胸胁胀满，不嗜食。

刺灸法：斜刺或平刺0.5~0.8寸；艾炷灸或温针灸3~5壮，艾条灸5~10分钟。

（二十七）俞府

取穴：在胸部，当锁骨下端，前正中线旁开2寸。

主治：咳嗽，气喘，胸痛，呕吐，不嗜食。

刺灸法：斜刺或平刺0.5~0.8寸；艾炷灸或温针灸3~5壮，艾条灸5~10分钟。

七、手太阳小肠经穴

手太阳小肠经起于少泽止于听宫，包括少泽、前谷、后溪、腕骨、阳谷、养老、支正、小海、肩贞、臑俞、天宗、秉风、曲垣、肩外俞、肩中俞、天窗、天容、颧髎、听宫19个穴位（左右两侧共38穴）。其中11个穴位分布在肩、颈、面部，而其他8个穴位则在上肢外侧后缘。

本经腧穴主治腹部小肠与胸、心、咽喉病症，某些热性病症，神经方面病症和头、面、颈、眼、耳病症以及本经脉所经过部位之病症。

（一）少泽

取穴：在手小指末节尺侧，距指甲角0.1寸（指寸）。

主治：热病，中风，昏迷，乳汁少，乳痈，咽喉肿痛，目翳头痛。

刺灸法：浅刺0.1寸或用三棱针点刺出血；艾炷灸1~3壮，艾条灸5~15分钟。

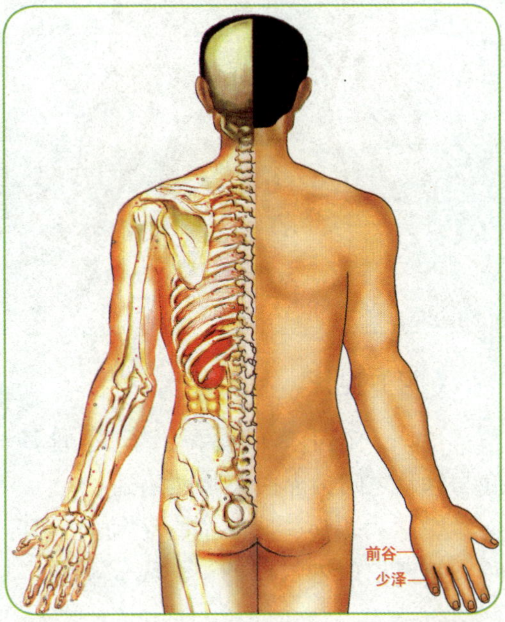

（二）前谷

取穴：在手掌尺侧，微握拳，当小指本节前的掌指横纹头赤白肉际。

主治：手指麻木，发热，头痛，耳

鸣，小便短赤。

刺灸法： 直刺0.3～0.5寸；艾炷灸3~5壮，艾条灸5~15分钟。

（三）后溪

取穴： 在手掌尺侧，微握拳，当小指本节（第五掌指关节）后的远侧掌横纹头赤白肉际。

主治： 头项强痛，疟疾，腰骶痛，手指及肘擘挛急，癫狂，痫证，耳聋，目赤，盗汗。

刺灸法： 直刺0.5～1.0寸；艾炷灸1~3壮，艾条灸5~15分钟。

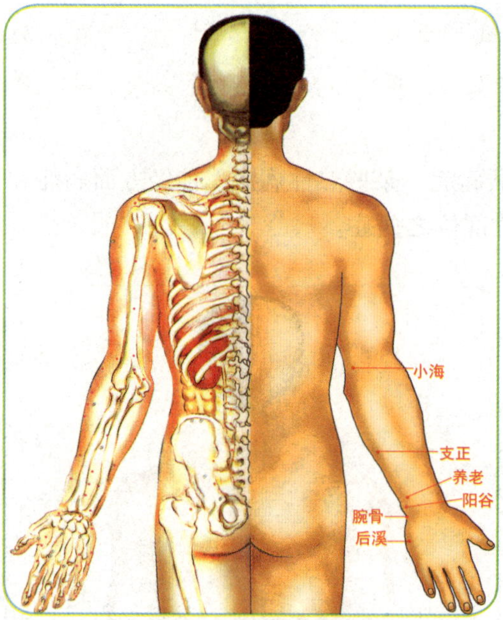

（四）腕骨

取穴： 在手掌尺侧，当第5掌骨基底与钩骨之间，赤白肉际凹陷处。

主治： 热病，胁下痛，颈项肿，耳鸣，目翳，肘不得屈伸，疟疾，头痛，腰腿痛，提挛腕痛。

刺灸法： 直刺0.3～0.5寸；艾炷灸1~3壮，艾条灸5~15分钟。

（五）阳谷

取穴： 在手腕尺侧，当尺骨茎突与三角骨之间的凹陷处。

主治： 癫疾发狂，热病，胁痛项肿，寒热，耳聋，耳鸣，齿龋痛，臂不举。

刺灸法： 直刺0.3～0.5寸；艾炷灸1~3壮，艾条灸5~15分钟。

（六）养老

取穴： 在前臂背面尺侧，当尺骨小头近端桡侧凹陷中。

主治： 目视不明，肩、背、肘臂酸痛。

刺灸法： 向上斜刺0.5~0.8寸；艾炷灸3~5壮，艾条灸5~15分钟。

（七）支正

取穴： 在前臂背面尺侧，当阳谷与小海的连线上，腕背横纹上5寸。

主治： 头痛，目眩，热病，癫狂，项强，肘臂酸痛。

刺灸法： 直刺或斜刺0.5~0.8寸；艾炷灸或温针灸3~5壮，艾条灸5~15分钟。

（八）小海

取穴： 在肘内侧，当尺骨鹰嘴与肱骨内上髁之间凹陷处。

主治： 肘臂疼痛，癫痫，头痛，精神分裂症，耳聋，耳鸣，网球肘。

刺灸法： 直刺0.2～0.3寸；艾炷灸或温针灸3~5壮，艾条灸5~15分钟。

（九）肩贞

取穴： 在肩关节后下方，臂内收时，腋后纹头上1寸。

主治： 伤寒寒热，耳鸣，耳聋，瘰病，肩臂疼痛。

刺灸法： 直刺1.0～1.5寸；艾炷灸或温针灸3~5壮，艾条灸5~15分钟。

（十）臑俞

取穴： 在肩部，当腋后纹头直上，肩胛冈下缘凹陷中。

主治： 臂酸无力，肩痛引胛，寒热气肿痉痛。

刺灸法： 直刺或斜刺0.8~1.2寸；艾炷灸或温针灸3~5壮，艾条灸5~15分钟。

（十一）天宗

取穴： 在肩胛部，当冈下窝中央凹陷处，与第四胸椎相平。

主治： 肩臂酸疼，气喘，乳痈。

刺灸法： 直刺或斜刺0.5~0.8寸；艾炷灸或温针灸3~5壮，艾条灸5~15分钟。

（十二）秉风

取穴： 在肩胛部，冈上窝中央，天宗直上，举臂有凹陷处。

主治： 肩胛疼痛，上肢酸麻。

刺灸法： 直刺或斜刺0.5~0.8寸；艾炷灸或温针灸3~5壮，艾条灸5~15分钟。

（十三）曲垣

取穴： 在肩胛区，肩胛内侧端上缘凹陷中。

主治： 肩臂热痛拘急。

刺灸法： 直刺或向外下斜刺0.5~0.8寸；艾炷灸或温针灸3~5壮，艾条灸5~15分钟。

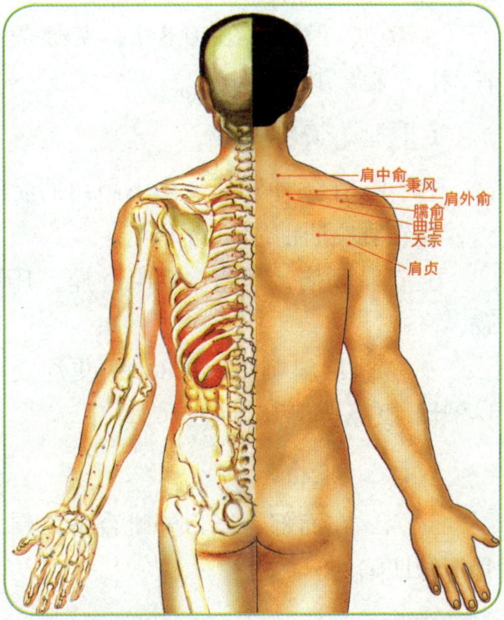

（十四）肩外俞

取穴： 在背部，当第1胸椎棘突下，旁开3寸。

主治： 肩胛痛，周痹，寒至肘。

刺灸法： 向外斜刺0.5~0.8寸；艾炷灸3~5壮，艾条灸5~15分钟。

（十五）肩中俞

取穴： 在背部，当第7颈椎棘突下，旁开2寸。

主治： 咳嗽，气喘，肩背疼痛，目视不明。

刺灸法：斜刺0.3~0.5寸；艾炷灸3~5壮，艾条灸5~15分钟。

（十六）天窗

取穴：在颈外侧部，胸锁乳突肌的后缘，扶突穴后，与喉结相平。

主治：颈痛，暴喑，咽喉肿痛，耳聋，耳鸣。

刺灸法：斜刺0.5~0.8寸；艾炷灸1~3壮，艾条灸5~15分钟。

（十七）天容

取穴：在颈外侧部，当下颌角的后方，胸锁乳突肌前缘凹陷中。

主治：颈痛，暴喑，咽喉肿痛，耳聋，耳鸣。

刺灸法：斜刺0.5~0.8寸；艾炷灸1~3壮，艾条灸5~15分钟。

（十八）颧髎

取穴：在面部，当目外眦直下，颧骨下缘凹陷处。

主治：口眼歪斜，眼睑瞤动，齿肿痛。

刺灸法：直刺0.3~0.5寸或斜刺0.5~1.0寸；艾炷灸1~3壮，艾条灸5~15分钟。

（十九）听宫

取穴：在面部，耳屏前，下颌骨髁状突的后方，张口时呈凹陷处。

主治：耳聋，耳鸣，齿痛，癫痫。

刺灸法：张口直刺0.5~1.0寸；艾炷灸或温针灸3~5壮，艾条灸5~15分钟。

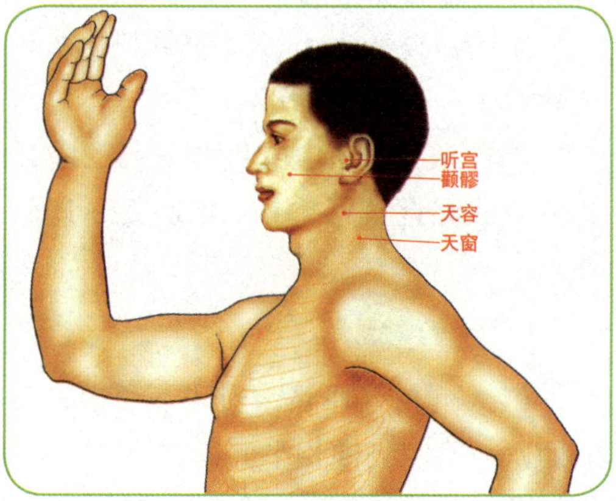

八、足太阳膀胱经穴

足太阳膀胱经起于睛明止于至阴，包括睛明、攒竹、眉冲、曲差、五处、承光、通天、络却、玉枕、天柱、大杼、风门、肺俞、厥阴俞、心俞、督俞、膈俞、肝俞、胆俞、脾俞、胃俞、三焦俞、肾俞、气海俞、大肠俞、关元俞、小肠俞、膀胱俞、中膂俞、白环俞、上髎、次髎、中髎、下髎、会阳、承扶、殷门、浮郄、委阳、委中、附分、魄户、膏肓俞、神堂、譩譆、膈关、魂门、阳纲、意舍、胃仓、肓门、志室、胞肓、秩边、合阳、承筋、承山、飞扬、跗阳、昆仑、仆参、申脉、金门、京骨、束骨、足通谷、至阴67个位穴（左右两侧共134穴）。其中49个穴位分布在头面部、项背部和腰背部，而其他18个穴位分布在下肢外侧后缘和足的外侧部。

本经腧穴主治泌尿生殖系统、神经精神方面病症、呼吸系统、消化系统和循环系统病症和热性病以及本经脉所经过部位的病症。

（一）睛明

取穴：在面部，目内眦角上方凹陷处。

主治：视物不明，近视，夜盲，色盲，胬肉攀睛，目翳，目赤肿痛，迎风流泪，急性腰痛。

刺灸法：用手指向外侧轻压眼球，以加大进针间隙，使眼球固定，避免刺中。针尖应接近眶内侧壁，但勿紧贴，略朝后外呈85°夹角，缓缓刺入0.2～0.6寸。深刺可达1～1.5寸。不宜提插或大幅度捻转。针尖透过眼睑后，始终有空松感。本穴禁灸。

（二）攒竹

取穴：在面部，当眉头陷中，眶上切迹处。

主治：目视䀮䀮，泪出目眩，瞳子痒，眼中赤痛及睑瞤动不卧。

刺灸法：平刺0.5~0.8寸；本穴禁灸。

（三）眉冲

取穴：在头部，当攒竹直上入发际0.5寸，神庭与曲差连线之间。

主治：头痛，眩晕，鼻塞，癫痫。

刺灸法：平刺0.3~0.5寸；本穴禁灸。

（四）曲差

取穴：在头部，当前发际正中直上0.5寸，旁开1.5寸。

主治：目眩，头痛，鼻塞，热病。

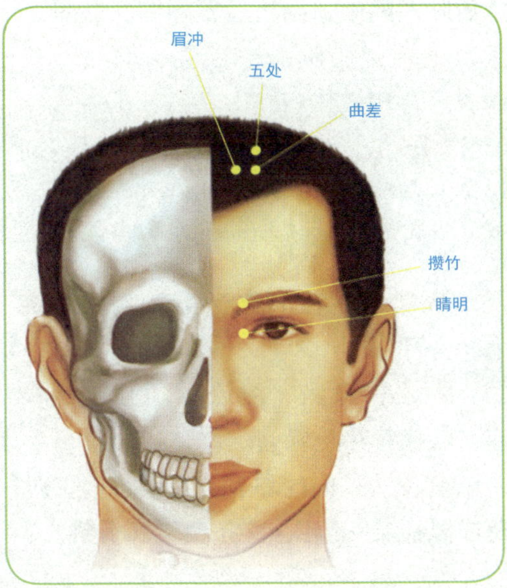

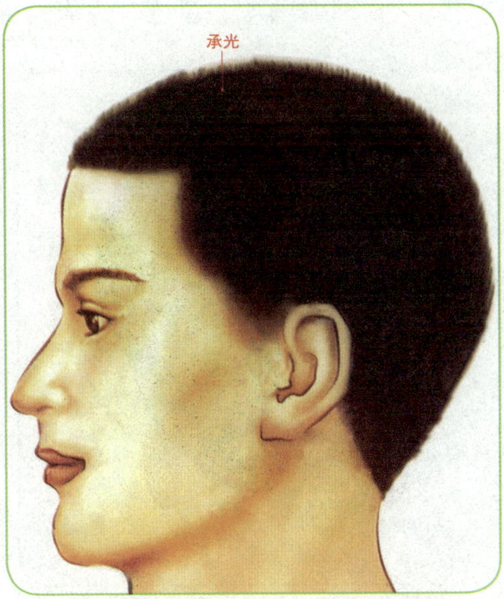

刺灸法：平刺0.3~0.5寸；本穴禁灸。

（五）五处

取穴：在头部，当前发际正中直上1寸，旁开1.5寸。

主治：头痛，癫痫，目眩，目视不明。

刺灸法：平刺0.5~0.8寸；本穴禁灸。

（六）承光

取穴：在头部，当前发际正中直上2.5寸，旁开1.5寸。

主治：头痛，目眩，呕吐心烦，鼻塞，热病。

刺灸法：平刺0.3~0.5寸；本穴禁灸。

（七）通天

取穴：在头部，当前发际正中直上4寸，旁开1.5寸。

主治：头眩耳鸣，鼻疮，头痛，目眩，中风，偏瘫，癫痫。

刺灸法：平刺0.3~0.5寸；间接灸3~5壮，艾条灸5~10分钟。

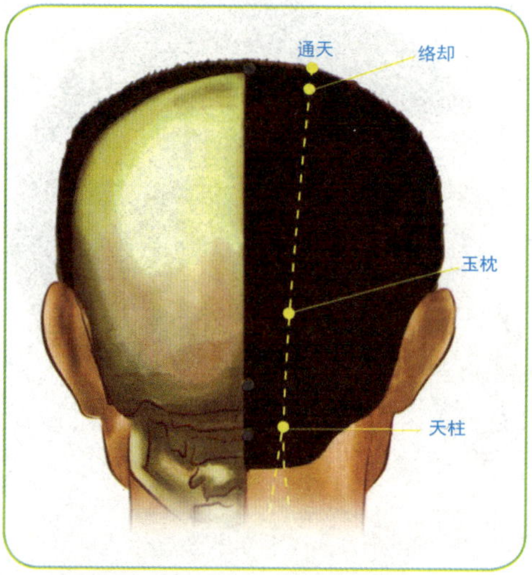

（八）络却

取穴：在头部，当前发际正中直上5.5寸，旁开1.5寸。

主治：目视不明，中风偏瘫，癫痫，耳鸣，鼻塞，项肿，瘿瘤。

刺灸法：平刺0.3~0.5寸；间接灸3~5壮，艾条灸5~10分钟。

（九）玉枕

取穴：在后头部，当后发际正中直上2.5寸，旁开1.3寸平枕外隆凸上缘的凹陷处。

主治：目痛，头颈痛，鼻塞。

刺灸法：平刺0.3~0.5寸；间接灸3~5壮，艾条灸5~10分钟。

（十）天柱

取穴：在颈部大筋（斜方肌）外缘之后际凹陷中，约当后发际旁开1.3寸。

主治：头胸痛，项强，鼻塞，癫痫，肩背病，热病。

刺灸法：直刺或斜刺0.5~0.8寸；间接灸3~5壮，艾条灸5~10分钟。

（十一）大杼

取穴：在背部，当第一胸椎棘突下，旁开1.5寸。

主治：膝痛，腰脊痛项强，疟头痛，咳嗽身热，癫痫。

刺灸法：向内斜刺0.5~0.8寸；艾炷灸或温针灸3~5壮，艾条灸5~10分钟。

（十二）风门

取穴： 在背部，当第二胸椎棘突下，旁开1.5寸。

主治： 伤风，咳嗽，发热，呕吐，头痛，项强，胸背痛。

刺灸法： 向内斜刺0.5~0.8寸；艾炷灸3~5壮，艾条灸5~10分钟。

（十三）肺俞

取穴： 在背部，当第三胸椎棘突下，旁开1.5寸。

主治： 潮热，盗汗，咳嗽，呕吐，支满，腰脊强痛，寒热，瘿气，黄胆。

刺灸法： 向内斜刺0.5~0.8寸；艾炷灸或温针灸3~5壮，艾条灸5~10分钟。

（十四）厥阴俞

取穴： 在背部，当第四胸椎棘突下，旁开1.5寸。

主治： 咳逆，牙痛，心痛，胸闷，肋间神经痛。

刺灸法： 向内斜刺0.5~0.8寸；艾炷灸3~5壮，艾条灸5~10分钟。

（十五）心俞

取穴： 在背部，当第五胸椎棘突下，旁开1.5寸。

主治： 心痛，惊悸，咳嗽，吐血，失眠，健忘，盗汗，梦遗，癫痫。

刺灸法： 向内斜刺0.5~0.8寸；艾炷灸或温针灸5~7壮，艾条灸5~10分钟。

（十六）督俞

取穴： 在背部，当第六胸椎棘突下，旁开1.5寸。

主治： 心痛，胃痛，心内膜炎，膈肌痉挛，乳腺炎，皮肤瘙痒，牛皮癣等。

刺灸法： 向内斜刺0.5~0.8寸；艾炷灸3~5壮，艾条灸5~10分钟。

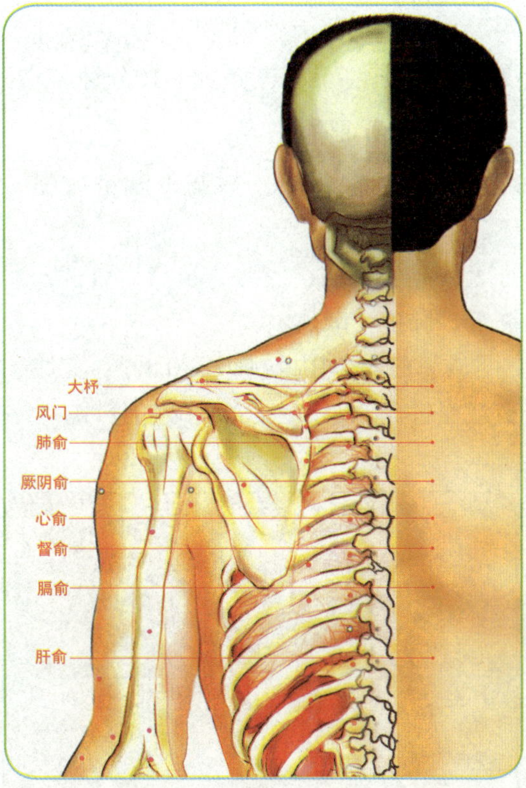

（十七）膈俞

取穴： 在背部，当第七胸椎棘突下，旁开1.5寸。

主治： 呕吐，呃逆，噎膈，饮食不下，气喘，咳嗽，吐血，潮热，盗汗，风疹，贫血，胃炎，肠炎，荨麻疹，小儿营养不良等。

刺灸法：向内斜刺0.5~0.8寸；艾炷灸或温针灸5~7壮，艾条灸5~10分钟。

（十八）肝俞

取穴：在背部，当第九胸椎棘突下，旁开1.5寸。

主治：气短，咳血，多怒，黄胆，鼻酸，目赤，目眩。

刺灸法：向内斜刺0.5~0.8寸；艾炷灸或温针灸5~7壮，艾条灸5~10分钟。

（十九）胆俞

取穴：在背部，当第十胸椎棘突下，旁开1.5寸。

主治：头痛，腹胀，黄疸，口苦，胁痛，肺痨，潮热。

刺灸法：向内斜刺0.5~0.8寸；艾炷灸或温针灸5~7壮，艾条灸5~10分钟。

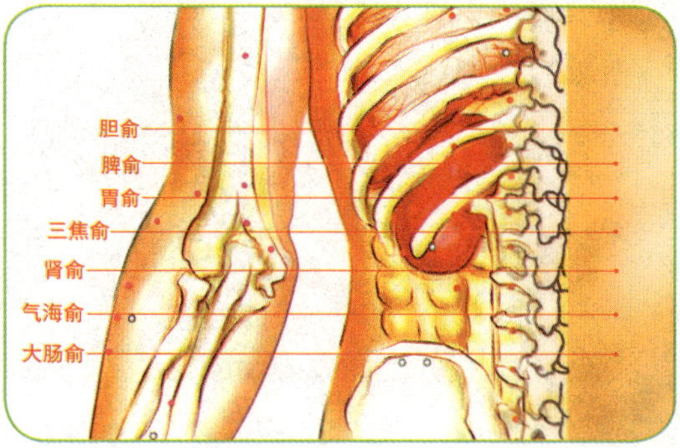

（二十）脾俞

取穴：在背部，当第十一胸椎棘突下，旁开1.5寸。

主治：腹胀，黄疸，呕吐，水肿，积聚，肋下满，便血，水肿，背痛。

刺灸法：向内斜刺0.5~0.8寸；艾炷灸或温针灸5~7壮，艾条灸5~10分钟。

（二十一）胃俞

取穴：在背部，当第十二胸椎棘突下，旁开1.5寸。

主治：胃脘痛，呕吐，胃下垂，腹胀，肠鸣，痢疾，糖尿病，失眠。

刺灸法：向内斜刺0.3~0.6寸；艾炷灸或温针灸5~7壮，艾条灸5~10分钟。

（二十二）三焦俞

取穴：在腰部，当第一腰椎棘突下，旁开1.5寸。

主治：肠鸣，腹胀，痔漏，痛经，腰痛，目眩。

刺灸法：向内斜刺0.5~0.8寸；艾炷灸或温针灸5~7壮，艾条灸5~10分钟。

（二十三）肾俞

取穴：在腰部，当第二腰椎棘突下，旁开1.5寸。

主治：虚劳羸瘦，耳聋，肾虚腰痛，梦遗滑精，脚膝拘急，身重振寒。

刺灸法：向内斜刺0.3~0.6寸；艾炷灸或温针灸5~7壮，艾条灸5~10分钟。

（二十四）气海俞

取穴：在腰部，当第三腰椎棘突下，旁开1.5寸。

主治：腹胀，肠鸣，痔疮，痛经，腰痛，遗精，阳痿。

刺灸法：向内斜刺0.5~0.8寸；艾炷灸5~7壮，艾条灸5~10分钟。

（二十五）大肠俞

取穴：在腰部，当第四腰椎棘突下，旁开1.5寸。

主治：腰痛，腹胀，绕脐痛，肠鸣肠癖，泻痢不化，大便难。

刺灸法：直刺0.5~1.5寸或向下平刺2.0~2.5寸；艾炷灸或温针灸5~7壮，艾条灸5~10分钟。

（二十六）关元俞

取穴：在腰部，当第五腰椎棘突下，旁开1.5寸。

主治：腰痛，腹胀，泄泻，遗尿，腰腿痛，小便频数，慢性肠炎，糖尿病，贫血，慢性盆腔炎，膀胱炎等。

刺灸法：直刺0.5～1.0寸；艾炷灸或温针灸5~7壮，艾条灸5~10分钟。

（二十七）小肠俞

取穴：在骶部，当骶正中脊旁1.5寸；平第1骶后孔。

主治：遗精，遗尿，尿血，白带，小腹胀痛，泄泻，痢疾，疝气，腰腿痛。

刺灸法：向内斜刺0.8~1.2寸或向下斜刺2.0~2.5寸。

（二十八）膀胱俞

取穴：在骶部，当骶正中脊旁1.5寸；平第2骶后孔。

主治：小便不利，遗尿，腹痛，阴疮，脚膝无力，带下，子宫内膜炎等。

刺灸法：直刺0.8～1.2寸；艾炷灸5~7壮，艾条灸5~10分钟。

（二十九）中膂俞

取穴：在骶部，当骶正中脊旁1.5寸；平第3骶后孔。

主治：泄泻，疝气，腰脊强痛，腹胀。

刺灸法：直刺0.8～1.2寸；艾炷灸或温针灸3~5壮，艾条灸5~10分钟。

（三十）白环俞

取穴：在骶部，当骶正中脊旁1.5寸；平第4骶后孔。

主治：腰脊痛，遗尿，疝气，遗

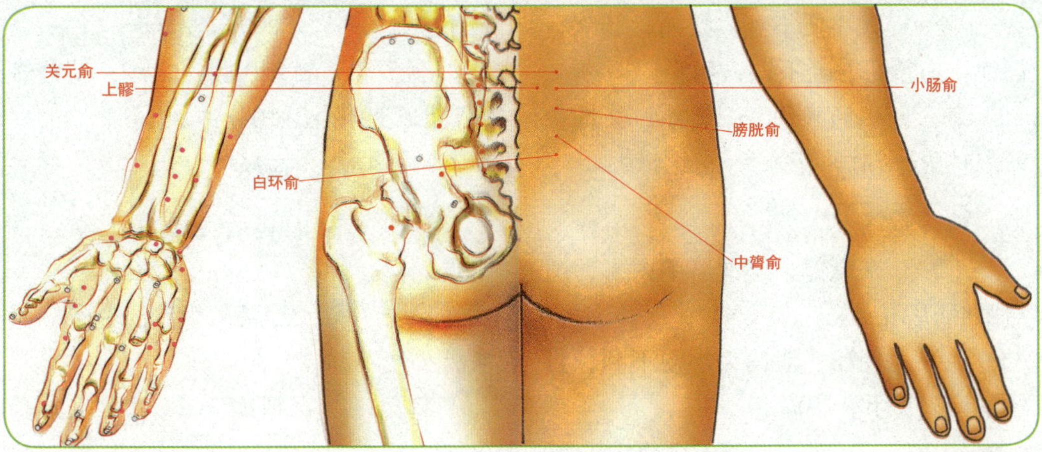

精，月经不调，白带，腰部疼痛。

刺灸法：向内斜刺0.5~0.8寸；艾炷灸5~7壮，艾条灸5~10分钟。

（三十一）上髎

取穴：在骶部，当髂后上棘与中线之间，适对第一骶后孔处。

主治：腰骶痛，小腹痛，阴挺出，白带。

刺灸法：直刺0.8～1.0寸；艾炷灸或温针灸3~5壮，艾条灸5~10分钟。

刺灸法：直刺0.5～1.5寸；间接灸5~7壮，艾条灸5~10分钟。

（三十四）下髎

取穴：在骶部，当中髎下内方，适对第4骶后孔处。

主治：肠鸣，泻泄，二便不利，带下，腰痛。

刺灸法：直刺0.5～1.5寸；艾炷灸5~7壮，艾条灸5~10分钟。

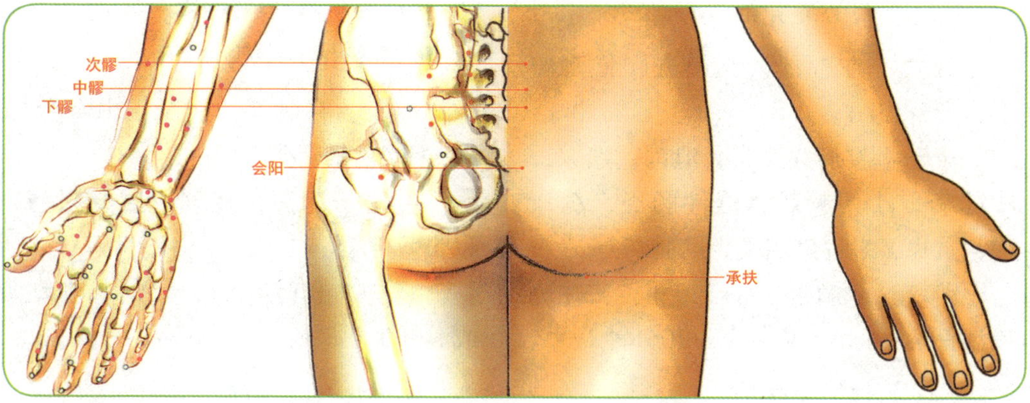

（三十二）次髎

取穴：在骶部，当髂后上棘内下方，适对第2骶后孔处。

主治：大小便不利，腰痛，肠鸣，泻泄，白带，月经不调，痛经。

刺灸法：直刺0.5～1.5寸；艾炷灸或温针灸5~7壮，艾条灸5~10分钟。

（三十三）中髎

取穴：在骶部，当次髎下内方，适对第4骶后孔处。

主治：便秘，泄泻，小便不利，月经不调，带下，腰痛。

（三十五）会阳

取穴：在骶部，尾骨端旁开0.5寸。

主治：泄泻，便血，痔疾，阳痿，带下。

刺灸法：直刺0.8～1.5寸；艾炷灸5~7壮，艾条灸5~10分钟。

（三十六）承扶

取穴：在大腿后面，臀下横纹的中点。

主治：腰骶，臀、股部疼痛，痔疾，小便不利。

刺灸法：直刺1.5～2.5寸；艾炷灸

或温针灸5~9壮，艾条灸5~10分钟。

（三十七）殷门

取穴：在大腿后面，当承扶与委中的连线上，承扶下6寸。

主治：腰痛，坐骨神经痛，下肢痿痹。

刺灸法：直刺1.5～2.5寸；艾炷灸或温针灸5~9壮，艾条灸5~10分钟。

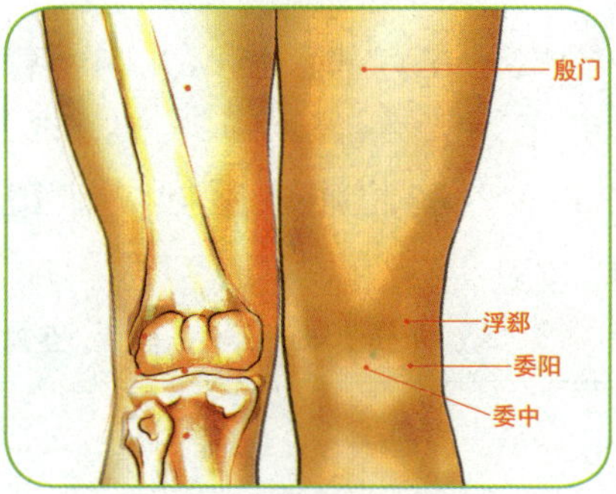

（三十八）浮郄

取穴：在腘横纹外侧端，委阳上1寸，股二头肌腱的内侧。

主治：便秘，股腘部疼痛，麻木。

刺灸法：直刺1.5～2.5寸；艾炷灸或温针灸5~9壮，艾条灸5~10分钟。

（三十九）委阳

取穴：在腘横纹外侧端，当股二头肌腱的内侧。

主治：腰脊痛，腿足挛痛，小便不利，小腹满。

刺灸法：直刺1.5～2.5寸；艾炷灸3~5壮，艾条灸5~10分钟。

（四十）委中

取穴：在腘横纹中点，当股二头肌腱与半肌腱的中间。

主治：膝痛，腰痛，下肢痿痹，腹痛，呕吐，小便不利，遗尿。

刺灸法：直刺1.0～1.5寸或用三棱针点刺放血；艾炷灸3~5壮，艾条灸5~10分钟。

（四十一）附分

取穴：在背部，当第二胸椎棘突下，旁开3寸。

主治：肘臂不仁，肩背拘急，半身不遂，颈项疼痛。

刺灸法：斜刺0.5~0.8寸；艾炷灸3~7壮，艾条灸5~10分钟。

（四十二）魄户

取穴：在背部，当第三胸椎棘突下，旁开3寸。

主治：咳嗽，气喘，肺痨，项强，肩背痛。

刺灸法：斜刺0.5~0.8寸；艾炷灸3~5壮，艾条灸5~10分钟。

（四十三）膏肓俞

取穴：在背部，当第四胸椎棘突下，旁开3寸。

主治：咳嗽，气喘，肺痨，健忘，遗精，完谷不化。

刺灸法：斜刺0.5~0.8寸；艾炷灸或温针灸3~5壮，艾条灸5~10分钟。

（四十四）神堂

取穴： 在背部，当第五胸椎棘突下，旁开3寸。

主治： 心痛，心悸，烦躁，胸闷，失眠，咳嗽，气喘，肩背痛，低血压。

刺灸法： 斜刺0.5~0.8寸；艾炷灸或温针灸3~5壮，艾条灸5~15分钟。

（四十五）譩譆

取穴： 在背部，当第六胸椎棘突下，旁开3寸。

主治： 感冒，咳嗽，哮喘，热病，肩背痛，腰背肌痉挛，肋间神经痛，腋神经痛。

刺灸法： 斜刺0.5~0.8寸；艾炷灸3~5壮，艾条灸5~10分钟。

（四十六）膈关

取穴： 在背部，当第七胸椎棘突下，旁开3寸。

主治： 脊背强痛，嗳气，呕吐，胸闷，大小便不利。

刺灸法： 斜刺0.5~0.8寸；艾炷灸或温针灸3~5壮，艾条灸5~10分钟。

（四十七）魂门

取穴： 在背部，当第九胸椎棘突下，旁开3寸。

主治： 胸胁痛，呕吐，泄泻，背痛。

刺灸法： 斜刺0.5~0.8寸；艾炷灸或

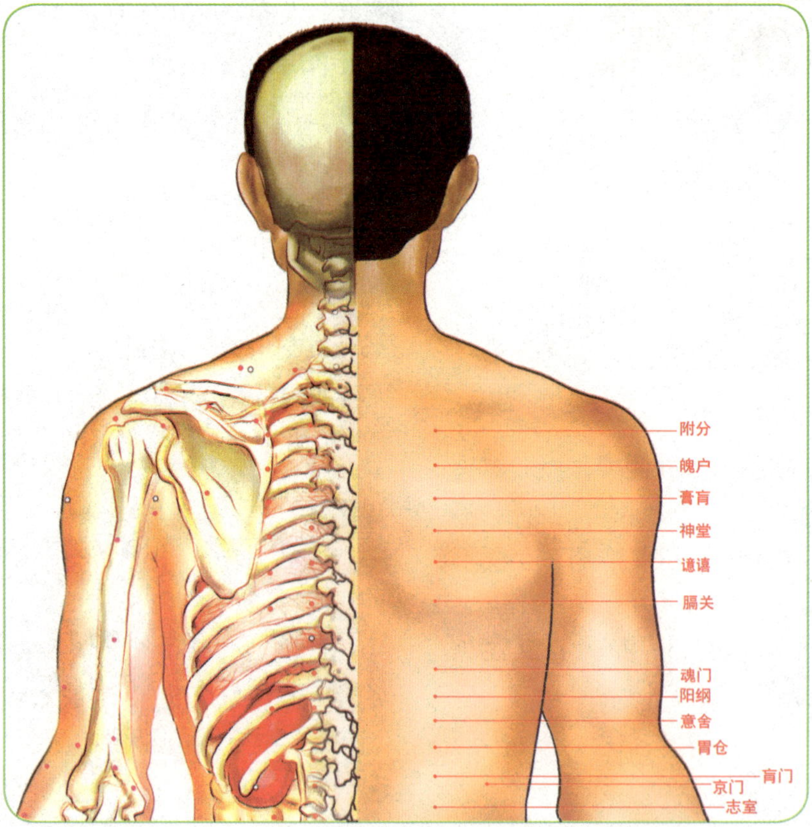

温针灸3~5壮，艾条灸5~10分钟。

（四十八）阳纲

取穴：在背部，当第十胸椎棘突下，旁开3寸。

主治：肠鸣，饮食不下，黄疸，肝炎。

刺灸法：斜刺0.5~0.8寸；艾炷灸或温针灸3~5壮，艾条灸5~10分钟。

（四十九）意舍

取穴：在背部，当第十一胸椎棘突下，旁开3寸。

主治：腹胀，肠鸣，呕吐，泄泻，胸闷，饮食不下，糖尿病。

刺灸法：斜刺0.5~0.8寸；艾炷灸或温针灸3~5壮，艾条灸5~10分钟。

（五十）胃仓

取穴：在背部，当第十二胸椎棘突下，旁开3寸。

主治：胃脘痛，腹胀，小儿积食，水肿，脊背痛。

刺灸法：斜刺0.5~0.8寸；艾炷灸或温针灸3~7壮，艾条灸5~10分钟。

（五十一）肓门

取穴：在腰部，当第一腰椎棘突下，旁开3寸。

主治：心痛，便秘，痞块，乳疾。

刺灸法：斜刺0.5~0.8寸；艾炷灸或温针灸3~5壮，艾条灸5~10分钟。

（五十二）志室

取穴：在腰部，当第二腰椎棘突下，旁开3寸。

主治：小便不利，便秘，痔疾，腰骶痛，下肢痿痹。

刺灸法：斜刺0.5~0.8寸；艾炷灸或温针灸3~5壮，艾条灸5~10分钟。

（五十三）胞肓

取穴：在臀部，平第2骶后孔，骶正中脊旁开3寸。

主治：腰脊痛，腹胀，肠鸣，大小便不利。

刺灸法：直刺0.8~1.0寸；艾炷灸3~7壮，艾条灸5~10分钟。

（五十四）秩边

取穴：在臀部，平第4骶后孔，骶正中脊旁开3寸。

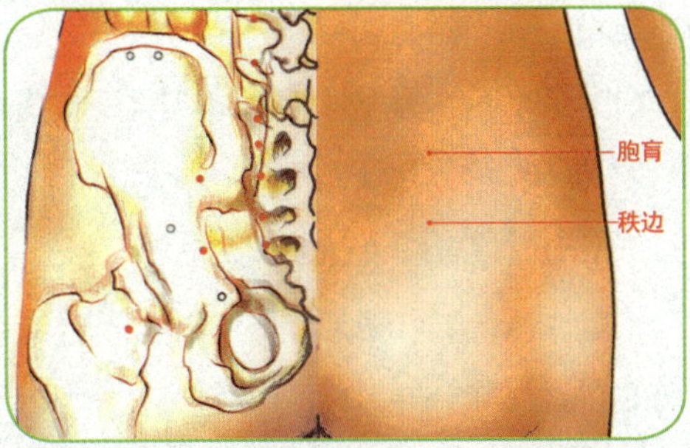

主治：腰痛，五痔，小便赤涩。

刺灸法：直刺1.0~3.0寸或斜刺1.5~2.0寸；艾炷灸或温针灸5~9壮，艾条灸5~10分钟。

（五十五）合阳

取穴：在小腿后面，当委中与承山的连线上，委中下2寸。

主治：腰脊强痛，下肢痿痹，疝气，崩漏。

刺灸法：直刺0.5~1.0寸；艾炷灸或温针灸5~9壮，艾条灸5~10分钟。

（五十六）承筋

取穴：在小腿后面，当委中与承山的连线上，腓肠肌肌腹中央，委中下5寸。

主治：腰背拘急腋下肿，大便秘，五痔，酸脚跟痛，转筋霍乱。

刺灸法：直刺0.5~1.0寸；艾炷灸5~9壮，艾条灸5~10分钟。

（五十七）承山

取穴：在小腿后面，委中穴与昆仑穴之间，当伸直小腿或足跟上提时，腓肠肌腹下出现尖角凹陷处。

主治：痔疾，脚气，便秘，腰腿拘急疼痛。

刺灸法：直刺1.0~2.0寸；艾炷灸5~9壮，艾条灸5~10分钟。

（五十八）飞扬

取穴：在小腿后面，当腓骨后缘，昆仑直上7寸，承山外下方1寸。

主治：头痛，目眩，腰腿疼痛，痔疾。

刺灸法：直刺1.0~1.5寸；艾炷灸或温针灸5~9壮，艾条灸5~10分钟。

（五十九）跗阳

取穴：在小腿后面，外踝后，昆仑穴直上3寸。

主治：头重，头痛，腰骶痛，外踝肿痛，下肢瘫痪，坐骨神经痛，腓肠肌痉挛等。

刺灸法：直刺0.8~1.2寸；艾炷灸或温针灸5~9壮，艾条灸5~10分钟。

（六十）昆仑

取穴：在足外踝后方，当外踝尖与跟腱之间的凹陷处。

主治：头痛，项强，咳喘，目眩，难产，腰骶疼痛，脚跟肿痛。

刺灸法：直刺0.5~0.8寸或向上斜刺2.0~3.0寸；艾炷灸5~9壮，艾条灸5~10分钟。

（六十一）仆参

取穴：在足外侧部，外踝后下方，昆仑穴直下，跟骨外侧，赤白肉际处。

主治：头痛，癫痫，腰痛，下肢痿痹，外踝痛。

刺灸法：直刺0.3~0.5寸；艾炷灸3~5壮，艾条灸5~10分钟。

（六十二）申脉

取穴：在足外侧部，外踝直下方凹陷中。

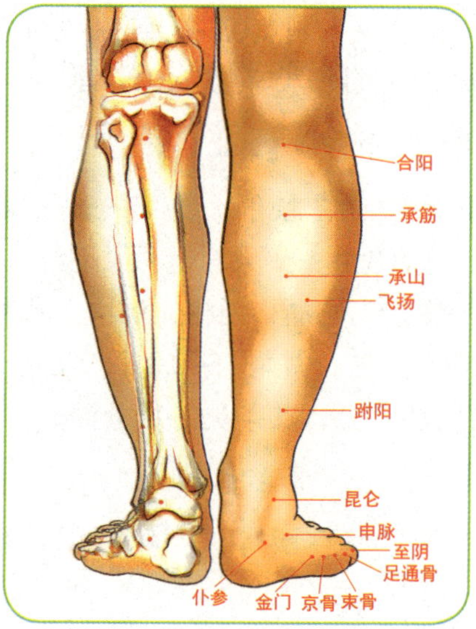

主治： 痫症，癫狂，失眠，头痛，项强、腰腿酸痛。

刺灸法： 直刺或向下斜刺0.2~0.3寸；艾炷灸3~5壮，艾条灸5~10分钟。

（六十三）金门

取穴： 在足外侧部，当外踝前缘直下，骰骨下缘处。

主治： 疝气，癫痫，小儿惊风，下肢痿痹。

刺灸法： 直刺0.3~0.5寸；艾炷灸3~5壮，艾条灸5~10分钟。

（六十四）京骨

取穴： 在足外侧，第五跖骨粗隆下缘赤白肉际处。

主治： 头痛，项强，目翳，癫痫，腰痛。

刺灸法： 直刺0.3~0.5寸；艾炷灸3~5壮，艾条灸5~10分钟。

（六十五）束骨

取穴： 在足外侧，足小趾本节（第5跖趾关节）的后方，赤白肉际处。

主治： 肠癖，泄泻，癫狂，头痛，目眩，腰脊痛。

刺灸法： 直刺0.3~0.5寸；艾炷灸3~5壮，艾条灸5~10分钟。

（六十六）足通谷

取穴： 在足外侧，足小趾本节（第5跖趾关节）的前方，赤白肉际处。

主治： 头痛目眩，项痛，衄衄，癫狂，食多不化。

刺灸法： 直刺0.3~0.5寸；艾炷灸5~9壮，艾条灸5~10分钟。

（六十七）至阴

取穴： 在足小指外侧，足小趾外侧趾甲角旁0.1寸。

主治： 头痛，鼻塞，目翳，胸胁痛，胎位不正，难产。

刺灸法： 浅刺0.1~0.2寸或用三棱针点刺放血；艾炷灸或温针灸5~9壮，艾条灸5~10分钟。

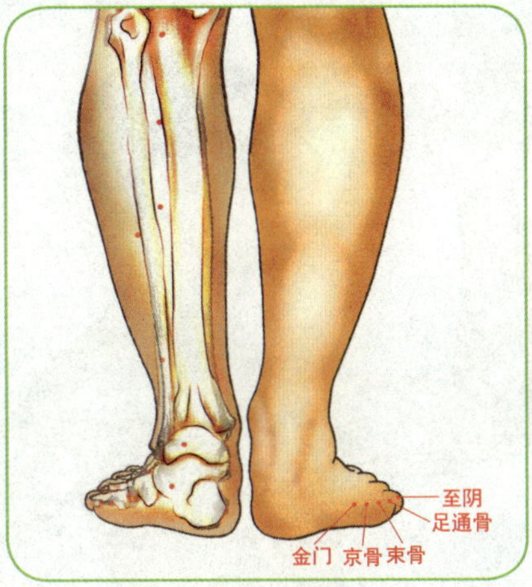

九、手阳明大肠经穴

手阳明大肠经起于商阳止于迎香，包括商阳、二间、三间、合谷、阳溪、偏历、温溜、下廉、上廉、手三里、曲池、肘髎、手五里、臂臑、肩髃、巨骨、天鼎、扶突、口禾髎、迎香共20个穴位（左右两侧共40穴）。其中15个穴位分布在上肢外侧前缘，而其他5个穴位则在颈、面部。

本经腧穴主治胃、肠等腹部疾病，神经精神方面病症，某些热性病，眼、耳、口、牙、鼻、咽喉等器官病症以及本经脉所过都位之病症。

（一）商阳

取穴：在示指末节桡侧，距指甲角0.1寸。

主治：齿痛，咽喉肿痛，颔肿，手指麻木，热病汗不出，昏迷，腮腺炎，咽炎，急性扁桃体炎，口腔炎，急性胃肠炎等。

刺灸法：浅刺0.1~0.2寸或用三棱针点刺出血；米粒灸1~3壮，艾条灸5~10分钟。

（二）二间

取穴：微握拳，在食指本节前内侧陷中。

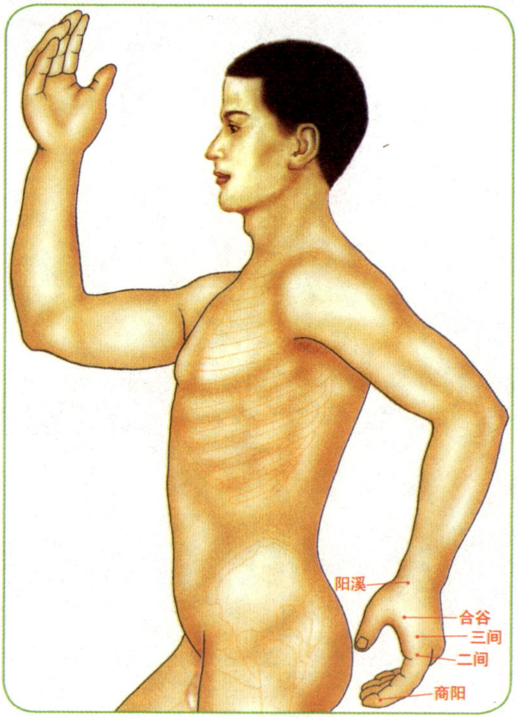

主治：喉痹，颔肿，肩背痛，振寒，鼻衄多惊齿痛，目黄口干，口眼歪斜。

刺灸法：直刺0.3~0.5寸；米粒灸1~3壮，艾条灸5~10分钟。

（三）三间

取穴：微握拳，在手食指本节（第2掌指关节）后，桡侧凹陷处。

主治：咽喉肿痛，牙痛，腹胀，腹泻，眼痛。

刺灸法：直刺0.5~0.8寸；米粒灸3~5壮，艾条灸5~10分钟。

（四）合谷

取穴：在手背虎口处，第1、2掌骨间，当第2掌骨桡侧中点处。

主治：伤寒大渴，脉浮在表，发热恶寒，头痛脊强无汗，寒热疟，鼻衄不止，热病汗不出，目视不明，偏正头痛，腰脊内引痛，小儿单乳鹅。

刺灸法：直刺0.5~1.0寸；米粒灸8~9壮，艾条灸10~20分钟。

（五）阳溪

取穴：在腕背横纹桡侧，手拇指向上翘时，当拇短伸肌腱与拇长伸肌腱之间的凹陷中。

主治：狂言笑，喜见鬼，热病烦心，目赤烂翳，厥逆头痛，胸满不得息，寒热疟，呕沫，喉痹，耳鸣，惊掣，肘臂不举，痂疥。

刺灸法： 直刺0.5~0.8寸；米粒灸3~5壮，艾条灸10~20分钟。

（六）偏历

取穴： 屈肘，在前臂背面桡侧，当阳溪与曲池连上，腕横纹上3寸处。

主治： 肩膊肘腕疼，耳聋，面瘫，齿痛鼻衄，寒热疟，癫疾多言，汗不出，小便不利。

刺灸法： 直刺0.3~0.5寸或斜刺0.5~0.8寸；艾炷灸或温针灸3~5壮，艾条灸5~10分钟。

（七）温溜

取穴： 屈肘，在前臂背面桡侧，当阳溪与曲池连上，腕横纹上5寸处。

主治： 肠鸣腹痛，伤寒哕逆，噫膈气闭，寒热头痛，喜笑狂言，见鬼吐沫，四肢肿，口舌痛，喉痹。

刺灸法： 直刺0.5~1.0寸；艾炷灸3~5壮，艾条灸5~10分钟。

（八）下廉

取穴： 在前臂背面桡侧，当阳溪与曲池连上，肘横纹上4寸处。

主治： 小腹满，小便血，狂言，偏风，湿痹，小肠气，面无颜色，腹痛，脐腹痛，食不化，气喘，涎出，乳痈。

刺灸法： 直刺0.5~1.0寸；艾炷灸或温针灸3~5壮，艾条灸5~10分钟。

（九）上廉

取穴： 在前臂背面桡侧，当阳溪与曲池连上，肘横纹上3寸处。

主治： 小便涩，肠鸣胸痛，半身不遂，手足不仁，喘息，大肠气，脑风头痛。

刺灸法： 直刺0.5~1.0寸；艾炷灸3~5壮，艾条灸5~10分钟。

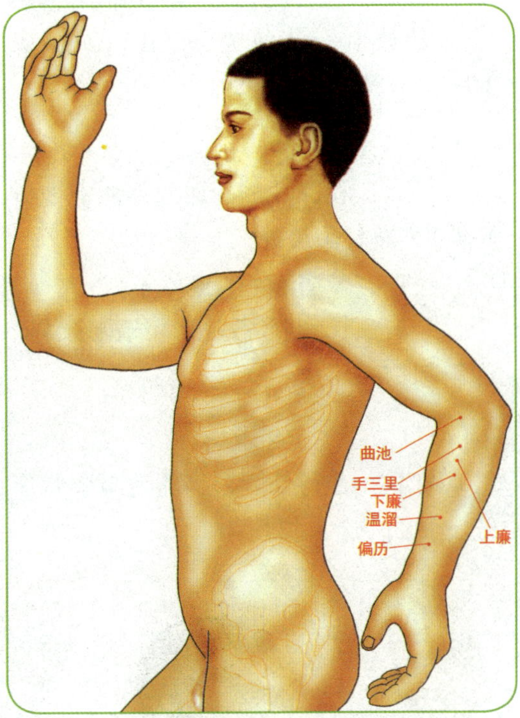

（十）手三里

取穴： 在前臂背面桡侧，当阳溪与曲池连线上，肘横纹下2寸处。

主治： 齿痛颊肿，上肢不遂，手痹不仁，中风口癖，手足不随。

刺灸法： 直刺0.5~1.0寸；艾炷灸3~5壮，艾条灸5~10分钟。

（十一）曲池

取穴： 在肘横纹外侧端，屈肘，当尺泽与肱骨外上髁连线中点。

主治： 绕踝风，手臂红肿，肘中

痛，偏风半身不遂，风邪泣出，喉痹不能言，臂膊痛，筋缓屈伸不便，无力，瘈疭癫疾，皮肤干燥，痂疥，妇人经脉不通。

刺灸法：直刺1.0~1.5寸或用三棱针点刺放血；艾炷灸5~7壮，艾条灸10~20分钟。

（十二）肘髎

取穴：在臂外侧，屈肘，曲池上方1寸，当肱骨边缘处。

主治：臂痛不举，麻木不仁。

刺灸法：直刺0.5~1.0寸或沿胫骨前缘斜刺1.0~1.5寸。

（十三）手五里

取穴：在臂外侧，当曲池与肩髃连线上，曲池上3寸处。

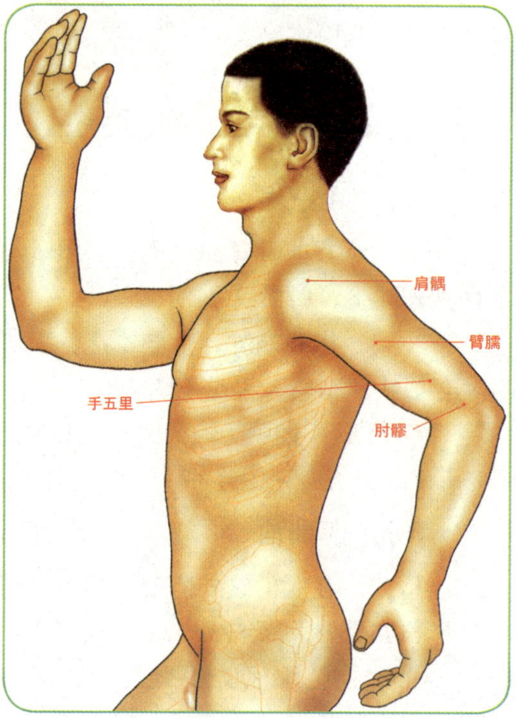

主治：风痨惊恐，吐血咳嗽，肘臂痛难动，胀满气逆，微热，瘰疬。

刺灸法：直刺0.5~0.8寸；艾炷灸或温针灸3~5壮，艾条灸10~20分钟。

（十四）臂臑

取穴：在臂部，当曲池与肩髃连线上，曲池上7寸，自然垂臂时，三角肌止点处。

主治：臂痛无力，瘰疬，颈项拘急。

刺灸法：直刺0.5~1.0寸或向上斜刺0.8~1.5寸；艾炷灸或温针灸3~7壮，艾条灸5~20分钟。

（十五）肩髃

取穴：在臂外侧，三角肌上，臂外展，或向前平伸时，当肩峰前下方向凹陷处。

主治：中风偏风，半身不遂，手足不随，肩臂痛不能向头上，劳气泄精憔悴，伤寒作热不已，四肢热，诸瘿气。

刺灸法：直刺或向下斜刺0.8~1.5寸；艾炷灸或温针灸5~7壮，艾条灸5~15分钟。

（十六）巨骨

取穴：在肩上部，当锁骨肩峰端与肩胛冈之间凹陷处。

主治：惊痫吐血，胸中有瘀血，臂膊痛不得屈伸。

刺灸法：直刺或斜刺0.5~1.0寸；艾炷灸或温针灸3~5壮，艾条灸5~10分钟。

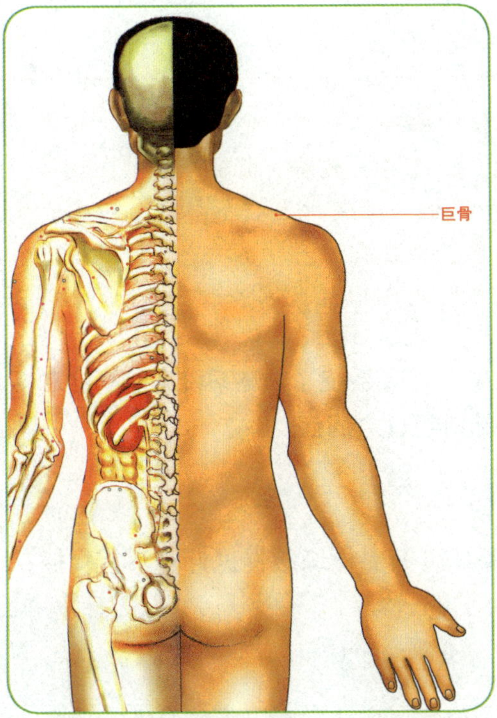

（十七）天鼎

取穴：在外侧部，胸锁乳突肌后缘，当结喉旁，扶突穴与缺盆穴连线中点。

主治：喉痹，嗌肿不得食。

刺灸法：直刺或斜刺0.3~0.5寸；艾炷灸或温针灸3~5壮，艾条灸5~10分钟。

（十八）扶突

取穴：在颈外侧部，结喉旁，当胸锁乳突肌前、后缘之间。

主治：咳嗽多唾，上气喘息，咽喉肿痛，暴喑气破。

刺灸法：直刺或斜刺0.5~0.8寸；艾炷灸或温针灸3~7壮，艾条灸5~10分钟。

（十九）口禾髎

取穴：在上唇部，鼻孔外缘直下，平水沟穴。

主治：尸厥，鼻息肉，鼻塞，鼽衄。

刺灸法：直刺或向内平刺0.5~0.8寸；因本穴位于面部危险三角区，所以禁灸。

（二十）迎香

取穴：在鼻翼外缘中点旁，当鼻唇沟中间。

主治：鼻塞，偏风，口眼歪斜，面痒浮肿，喘息不利，多涕有疮，鼽衄鼻有息肉。

刺灸法：直刺0.2~0.3寸或沿鼻根向内平刺0.3~0.5寸；本穴禁灸。

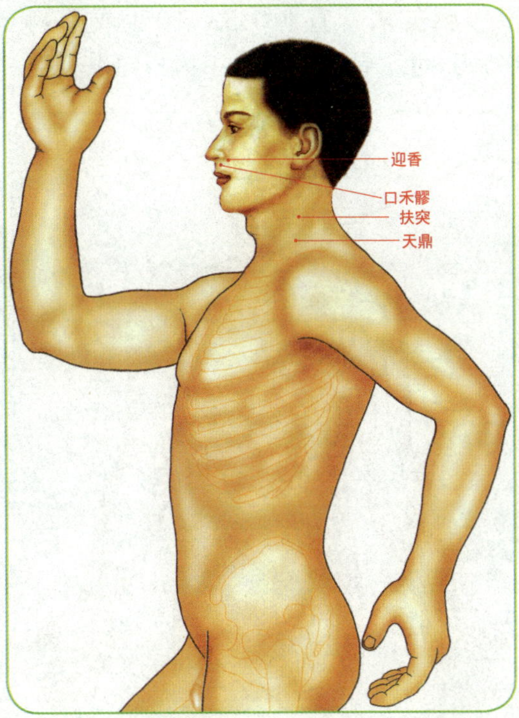

十、足阳明胃经穴

足阳明胃经起于承泣止于厉兑，包括承泣、四白、巨髎、地仓、大迎、颊车、下关、头维、人迎、水突、气舍、缺盆、气户、库房、屋翳、膺窗、乳中、乳根、不容、承满、梁门、关门、太乙、滑肉门、天枢、外陵、大巨、水道、归来、气冲、髀关、伏兔、阴市、梁丘、犊鼻、足三里、上巨虚、条口、下巨虚、丰隆、解溪、冲阳、陷谷、内庭、厉兑45个穴位（左右两侧共90穴）。其中15穴分布于下肢的前外侧面，30穴在腹、胸部与头面部。

本经腧穴主治肠胃等消化系统、神经系统、呼吸系统、循环系统某些病症和咽喉、头面、口、牙、鼻等器官病症以及本经脉所经过之病症。

（一）承泣

取穴：在面部，瞳孔直下，当眼球与眶下缘之间。

主治：冷泪出，瞳子痒，远视目充目充，昏夜无见，口眼歪斜。

刺灸法：直刺0.5~1.0寸或平刺0.5~0.8寸。针刺时用左手拇指向上轻推眼球，紧靠框缘缓慢进针，不宜提插；本穴禁灸。

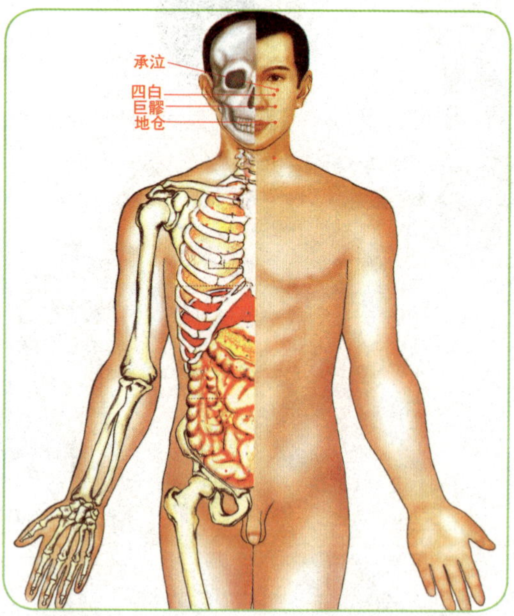

（二）四白

取穴：在面部，瞳孔直下，当眶下孔凹陷处。

主治：头痛目眩，目赤目昏痛，僻泪，眼睑瞤痒，口眼歪斜，不能言。

刺灸法：直刺或向上斜刺0.3~0.5寸；本穴禁灸。

（三）巨髎

取穴：在面部，瞳孔直下，平鼻翼下缘处，当鼻唇沟外侧。

主治：口眼歪斜，眼睑瞤动，鼻衄，齿痛，唇颊肿，面神经麻痹，三叉神经痛，牙痛，鼻炎，角膜炎等。

刺灸法：直刺0.3～0.5寸；温针灸3~5壮，艾条灸5~10分钟。

（四）地仓

取穴：在面部，口角外侧，上直对瞳孔。

主治： 偏风，口眼歪斜，目不得闭，失音不语，眼睑瞤动，远视䀮䀮，昏夜无见。

刺灸法： 直刺0.2寸；温针灸3~5壮，艾条灸5~10分钟。

（五）大迎

取穴： 在面部，下颌角前方，咬肌附着部的前缘凹陷中，当面动脉搏动处。

主治： 口歪，口噤，颊肿牙痛，寒热瘰，舌强不能言，目痛不得闭。

刺灸法： 直刺0.3~0.5寸；温针灸3~5壮，艾条灸10~15分钟。

（六）颊车

取穴： 在面颊部，下颌角前上方约1横指（中指），当咀嚼时咬肌隆起最高点处，按之凹陷处。

主治： 中风口噤，失音不语，口眼歪斜，颊肿，牙痛。

刺灸法： 直刺0.3~0.5寸或斜刺0.5~0.8寸；温针灸3~5壮，艾条灸10~15分钟。

（七）下关

取穴： 在面部耳前方，当颧弓与下颌切迹所形成的凹陷中。

主治： 偏风，口眼斜，耳鸣，耳聋，张口困难，面痛。

刺灸法： 向下直刺0.3~0.5寸；温针灸3~5壮，艾条灸10~15分钟。

（八）头维

取穴： 在头侧部，当额角发际上0.5寸，头正中线旁4.5寸。

主治： 头痛如破，目痛如脱，泪出偏风，视物不明。

刺灸法： 向后平刺0.5~0.8寸；隔物灸3~5壮，艾条灸10~15分钟。

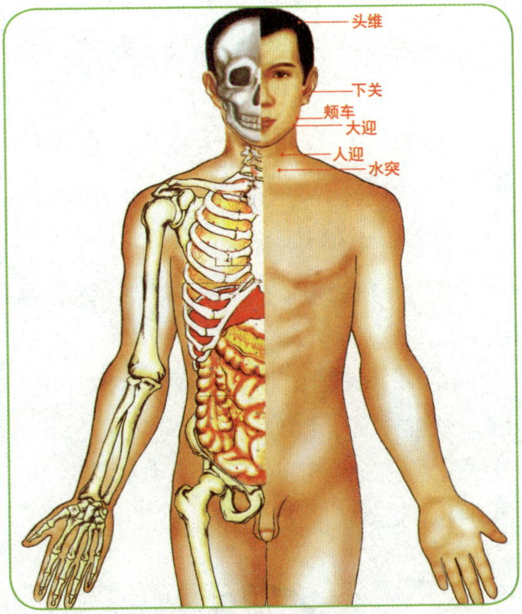

（九）人迎

取穴： 在颈部，喉结旁，当胸锁乳突肌的前缘，颈总动脉搏动处。

主治： 咽喉肿痛，气喘，瘰疬，瘿气，高血压。

刺灸法： 避开颈总动脉，直刺0.3~0.8寸；本穴禁灸。

（十）水突

取穴： 在颈部，胸锁乳突肌的前缘，当人迎穴与气舍穴连线的中点。

主治： 咳逆上气，咽喉痈肿，呼吸短气，喘息不得卧。

刺灸法： 直刺0.3~0.5寸；艾条灸

5~10分钟。

（十一）气舍

取穴：在颈部，当锁骨内侧端的上缘，胸锁乳突肌的胸骨头与锁骨头之间。

主治：咳逆上气，肩肿，喉痹，饮食不下，瘿瘤。

刺灸法：直刺0.3~0.5寸；艾炷灸3~5壮，艾条灸5~10分钟。

（十二）缺盆

取穴：在锁骨上窝中央，距前正中线4寸。

主治：气喘，胸满水肿，瘰疬，喉痹，缺盆中痛，瘰疬。

刺灸法：斜刺0.3~0.5寸；艾炷灸3~5壮，艾条灸5~10分钟。

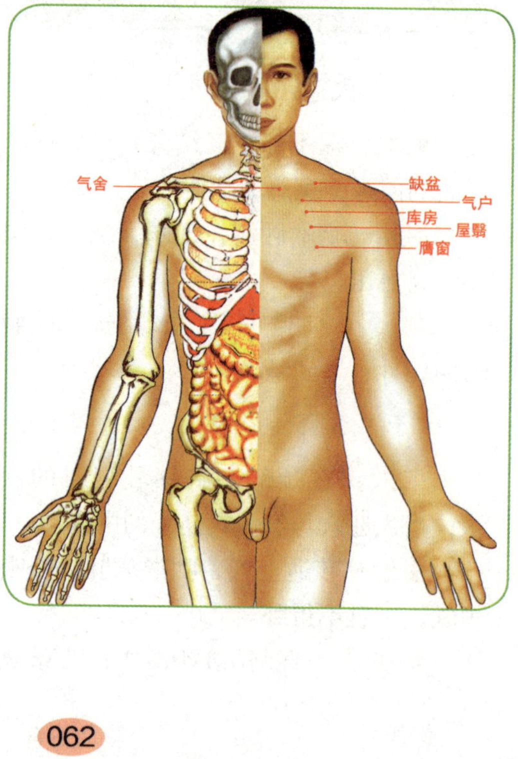

（十三）气户

取穴：在胸部，当锁骨中点下缘，距前正中线4寸。

主治：咳逆上气，胸背痛，呃逆。

刺灸法：向外斜刺或平刺0.5~0.5寸；艾炷灸3~5壮，艾条灸5~10分钟。

（十四）库房

取穴：在胸部，当第一肋间隙，距前正中线4寸。

主治：胸胁满，咳逆上气，唾脓血浊沫。

刺灸法：直刺或斜刺0.3~0.5寸；艾炷灸3~5壮，艾条灸5~10分钟。

（十五）屋翳

取穴：在胸部，当第二肋间隙，距前正中线4寸。

主治：咳逆上气，唾脓血浊痰，胸胁，胀痛，乳痈。

刺灸法：直刺0.2~0.3寸或斜刺0.5~0.8寸；艾炷灸3~5壮，艾条灸5~10分钟。

（十六）膺窗

取穴：在胸部，当第三肋间隙，距前正中线4寸。

主治：胸满短气，肠鸣，泄泻，乳痈寒热。

刺灸法：直刺0.2~0.4寸或斜刺0.5~0.8寸；艾炷灸3~5壮，艾条灸5~10分钟。

（十七）乳中

取穴： 在胸部，第四肋间隙，乳头中央，距前正中线4寸。

主治： 母乳不畅，乳汁少，咳嗽，胸闷，性冷淡，癫痫，月经不调。

刺灸法： 此穴不做针灸治疗。

（十八）乳根

取穴： 在胸部，当第五肋间隙，距前正中线4寸。

主治： 胸下痛满闷，膈气不下，食噎，臂痛乳痛。

刺灸法： 直刺或斜刺1.0~1.5寸；艾炷灸3~5壮，艾条灸15~30分钟。

（十九）不容

取穴： 在上腹部，脐中上6寸，前正中线旁开2寸。

主治： 胃痛，呕吐，食欲不振，腹胀，咳嗽，肋间神经痛，肩臂部痉挛。

刺灸法： 直刺0.5~1.0寸；艾炷灸3~5壮，艾条灸5~10分钟。

（二十）承满

取穴： 在上腹部，脐中上5寸，前正中线旁开2寸。

主治： 腹胀，肠鸣，上气喘急，食饮不下，肩息唾血。

刺灸法： 直刺0.5~1.0寸；艾炷灸3~5壮，艾条灸5~10分钟。

（二十一）梁门

取穴： 在上腹部，脐中上4寸，前正中线旁开2寸。

主治： 胁下积气，饮食不思，大肠滑泄，完谷不化。

刺灸法： 直刺或斜刺0.5~1.0寸；艾炷灸3~5壮，艾条灸5~10分钟。

（二十二）关门

取穴： 在上腹部，脐中上3寸，前正中线旁开2寸。

主治： 肠鸣卒痛，泄泻痢疾，不欲食，走气痛，痃疟振寒，遗溺。

刺灸法： 直刺或斜刺0.5~1.0寸；艾炷灸3~5壮，艾条灸5~10分钟。

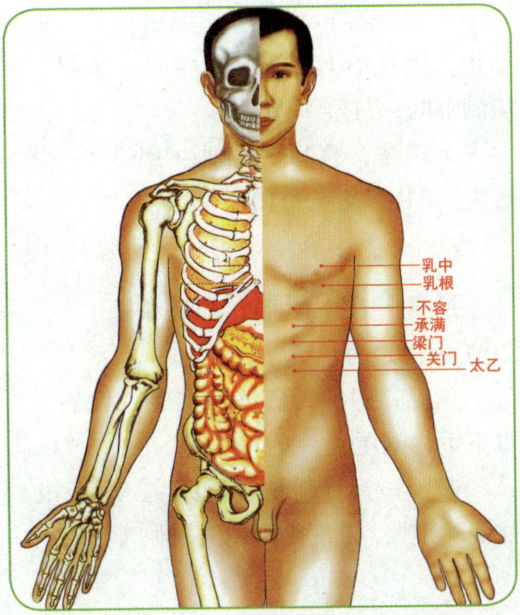

（二十三）太乙

取穴： 在上腹部，当脐中上2寸，距前正中线2寸。

主治： 胃痛，心烦，癫狂，消化不良，急、慢性胃炎，急、慢性肠炎等。

刺灸法： 直刺0.8 ~ 1.2寸；艾炷灸

3~5壮，艾条灸5~10分钟。

（二十四）滑肉门

取穴：在上腹部，当脐中上1寸，距前正中线2寸。

主治：癫狂，呕逆吐血，重舌舌强。

刺灸法：直刺或斜刺0.8~1.2寸；艾炷灸3~5壮，艾条灸5~10分钟。

（二十五）天枢

取穴：在腹中部，平脐中，距脐中2寸。

主治：奔豚，泄泻，赤白痢，水痢不止，饮食不下，水肿，腹胀，肠鸣，烦满呕吐，月经不调。

刺灸法：直刺或斜刺1.0~1.5寸；艾炷灸3~5壮，艾条灸15~30分钟。

（二十六）外陵

取穴：在下腹部，当脐中下1寸，距前正中线2寸。

主治：腹痛，疝气，痛经，胃痛，胃下垂，阑尾炎。

刺灸法：直刺或斜刺1.0~1.5寸；艾炷灸3~5壮，艾条灸15~30分钟。

（二十七）大巨

取穴：在下腹部，当脐中下2寸，距前正中线2寸。

主治：小腹胀满，小便难，四肢不收，惊悸不眠。

刺灸法：直刺或斜刺1.0~1.5寸；艾炷灸3~5壮，艾条灸15~30分钟。

（二十八）水道

取穴：在下腹部，当脐中下3寸，距前正中线2寸。

主治：小腹胀满，腹水，小便不利，痛经，不孕，疝气，脱肛，便秘，子宫病。

刺灸法：直刺1.0~1.5寸；艾炷灸3~5壮，艾条灸5~10分钟。

（二十九）归来

取穴：在下腹部，当脐中下4寸，距前正中线2寸。

主治：奔豚，阴挺，月经不调，闭经，白带，阴痒，疝气。

刺灸法：直刺1.0~1.5寸或斜刺1.5~2.0寸；艾炷灸3~5壮，艾条灸5~10分钟。

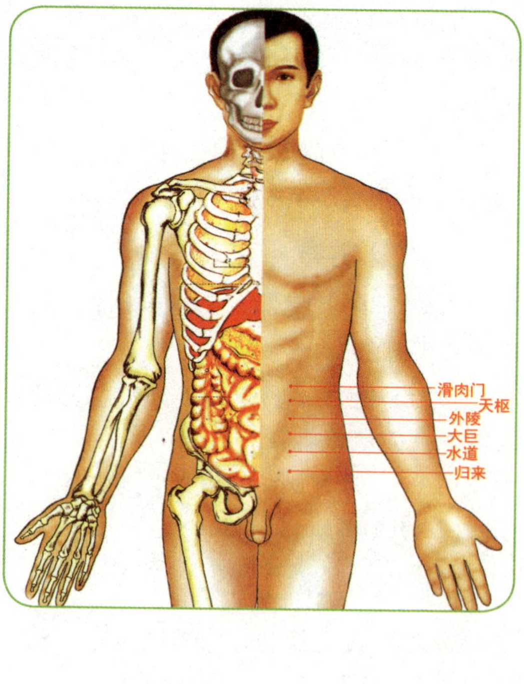

（三十）气冲

取穴：在腹股沟稍上方，当脐中下5寸，距前正中线2寸。

主治：肠鸣，腹痛，疝气，月经不调，不孕，阳痿，阴肿。

刺灸法：直刺1.0~1.5寸或斜刺1.5~2.0寸；艾炷灸3~5壮，艾条灸5~10分钟。

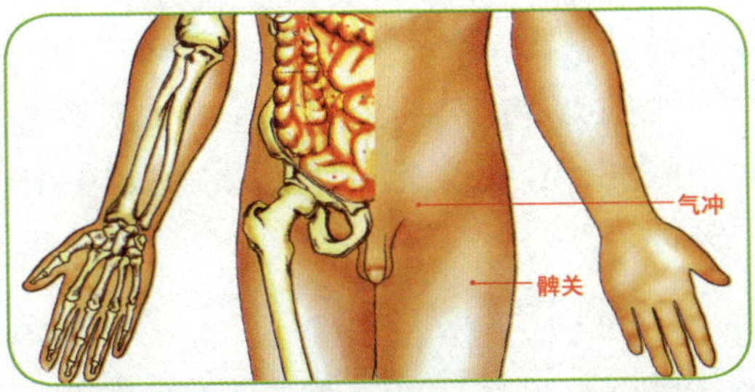

（三十一）髀关

取穴：在大腿前面，当髂前上棘与髌底外侧端的连线上。

主治：腰痛膝冷，痿痹，腹痛。

刺灸法：直刺1.0~2.0寸或斜刺2.0~3.0寸；艾炷灸3~5壮，艾条灸5~10分钟。

（三十二）伏兔

取穴：在大腿前面，当髂前上棘与髌骨外侧端的连线上，髂骨上6寸。

主治：腰痛膝冷，下肢麻痹，疝气，脚气。

刺灸法：直刺1.0~1.5寸；艾炷灸3~5壮，艾条灸5~10分钟。

（三十三）阴市

取穴：在大腿前面，当髂前上棘与髌底外侧端的连线上，髌底上3寸。

主治：脚膝冷，痿痹不仁，不得屈伸，寒疝，小腹痛满。

刺灸法：直刺1.0~1.5寸；艾炷灸或温针灸3~5壮，艾条灸5~10分钟。

（三十四）梁丘

取穴：在大腿前面，当髂前上棘与髌底外侧端的连线上，髌底上2寸。

主治：脚膝痛，冷痹不仁，足寒，乳肿痛。

刺灸法：直刺或斜刺0.3~0.5寸；艾炷灸3~5壮，艾条灸5~10分钟或药物天灸。

（三十五）犊鼻

取穴：在膝部，髌骨下缘，髌骨与髌韧带外侧凹陷中。

主治：膝关节肿痛，下肢麻痹，腹胀，便秘，脚气。

刺灸法：从前向后斜刺0.5~1.5寸；艾炷灸5~9壮，艾条灸5~10分钟。

（三十六）足三里

取穴：在小腿前外侧，当犊鼻下3寸，距胫骨前缘一横指（中指）。

主治：胃中寒，心腹胀满，肠鸣，腹痛，饮食不下，大便不通，心痛，逆气上攻，腰痛，小肠气，膝胻酸痛，目不明。

刺灸法：直刺或斜刺1.0~2.0寸；艾炷灸3~5壮，艾条灸5~10分钟。

（三十七）上巨虚

取穴：在小腿前外侧，当犊鼻下6寸，距胫骨前缘一横指（中指）。

主治： 肠鸣，腹痛，泄泻，便秘，肠痈，下肢痿痹，脚气。

刺灸法： 直刺1.0~1.5寸；艾炷灸或温针灸5~8壮，艾条灸5~10分钟。

（三十八）条口

取穴： 在小腿前外侧，当犊鼻下8寸，距胫骨前缘一横指（中指）。

主治： 足膝麻木，下肢痿痹，转筋，跗肿，肩臂痛。

刺灸法： 直刺1.0~3.0寸；艾炷灸或温针灸3~5壮，艾条灸5~10分钟。

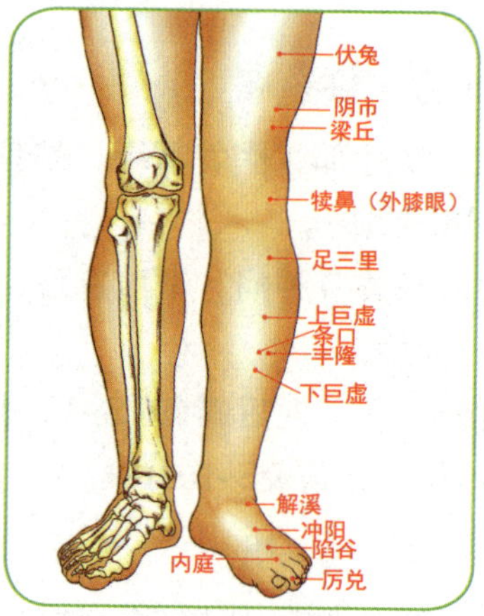

（三十九）下巨虚

取穴： 在小腿前外侧，当犊鼻下9寸，距胫骨前缘一横指（中指）。

主治： 小肠气，小腹痛，泄泻，痢疾，乳痈，下肢痿痹。

刺灸法： 直刺或斜刺1.0~1.5寸；艾炷灸或温针灸5~9壮，艾条灸10~20分钟。

（四十）丰隆

取穴： 在小腿前外侧，当外踝尖上8寸，距胫骨前缘二横指（中指）。

主治： 头痛，眩晕，痰多咳嗽，呕吐，便秘，水肿，癫狂，下肢痿痹。

刺灸法： 直刺1.0~1.5寸；艾炷灸或温针灸5~7壮，艾条灸10~15分钟。

（四十一）解溪

取穴： 在足背与小腿交界处的横纹中央凹陷处，当足拇长伸肌腱与趾长伸肌腱之间。

主治： 腹胀，头痛，目眩，下肢痿痹。

刺灸法： 直刺0.5~1.0寸或平刺1.0~1.5寸；艾炷灸3~5壮，艾条灸10~15分钟。

（四十二）冲阳

取穴： 在足背，第二趾骨基底部与中间楔状骨结节处，可触及足背动脉。

主治： 偏风，口眼歪斜，齿龋，跗肿，发寒热，腹坚大，不嗜食，伤寒发狂。

刺灸法： 避开动脉，直刺0.3~0.5寸，可灸。

（四十三）陷谷

取穴： 在足背，当第二、三趾骨结合部前方凹陷处。

主治： 面目浮肿，足背肿痛，下肢瘫痪，肠鸣，腹痛，胃痛，疝气。

刺灸法： 直刺0.3~0.5寸或向上斜刺0.5~1.0寸；艾炷灸3~5壮，艾条灸5~10分钟。

（四十四）内庭

取穴： 在足背，第二、三趾间，趾蹼缘后方赤白肉际处。

主治： 口歪，齿龋，鼻衄，赤白痢，手足逆冷，胃痛，腹胀，泄泻，痢疾，便秘。

刺灸法：直刺或斜刺0.3~0.5寸；艾炷灸3~5壮，艾条灸5~10分钟。

（四十五）厉兑

取穴：在足趾，第二趾末节外侧，趾甲根角侧后方0.1寸。

主治：鼻衄，齿痛，咽喉肿痛，腹胀，热病，多梦，癫狂。

刺灸法：浅刺0.1~0.2寸或用三棱针点刺放血；米粒灸3~5壮，艾条灸5~10分钟。

十一、手少阳三焦经穴

手少阳三焦经起于关冲止于丝竹空，包括关冲、液门、中渚、阳池、外关、支沟、会宗、三阳络、四渎、天井、清冷渊、消泺、臑会、肩髎、天髎、天牖、翳风、瘈脉、颅息、角孙、耳门、耳和髎、丝竹空23个穴位（左右两侧共46穴）。其

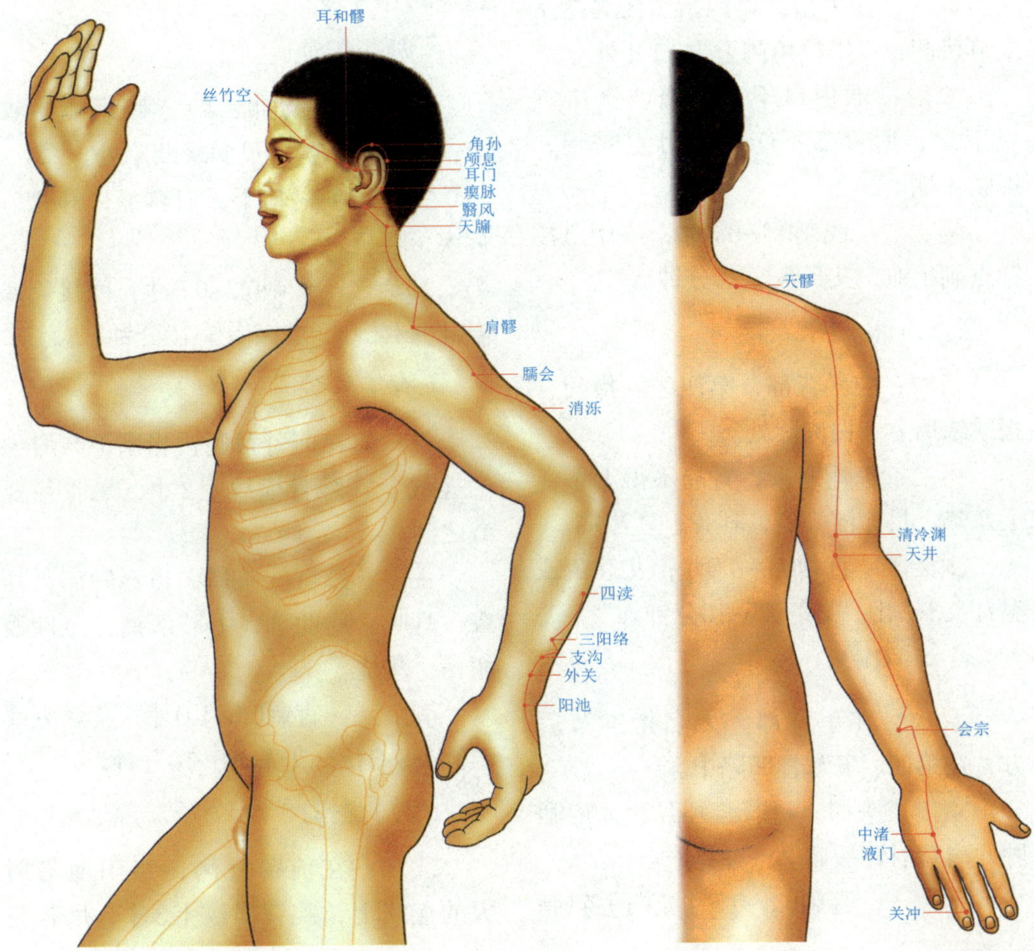

中13个穴分布在上肢背面，而其他10个穴位则在颈部，耳翼后缘，眉毛外端。

本经腧穴主治胸、心、肺、咽喉病症，某些热性病症和本经所经过部位之病症。

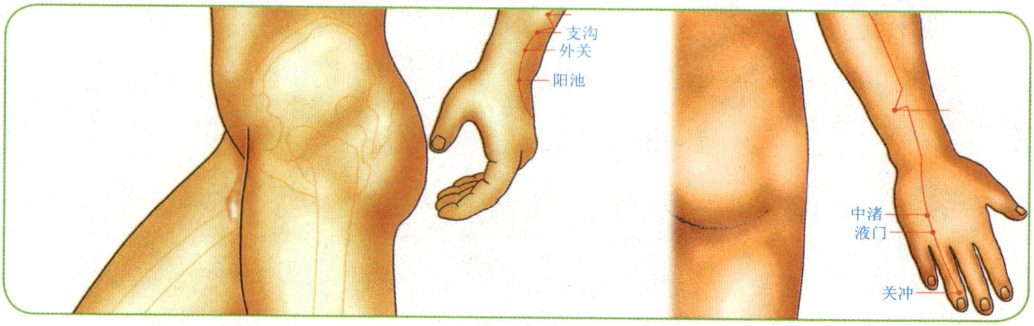

（一）关冲

取穴：在手指，第四指（无名指）末节尺侧，指甲根角侧上方0.1寸处。

主治：喉痹口干，头痛，胸中气噎不食，肘臂痛不能举，目生翳膜，视物不明。

刺灸法：浅刺0.1~0.3寸，或用三棱针点刺出血；艾条灸5~10分钟。

（二）液门

取穴：在手背部，第四、五指间，指蹼缘后方赤白肉际处。

主治：惊悸寒厥，臂痛不得上下，疟寒热，目赤涩头痛，耳聋，牙龈痛。

刺灸法：直刺0.3~0.5寸；艾炷灸或温针灸3~5壮，艾条灸5~10分钟。

（三）中渚

取穴：在手背部，无名指本节后方，在第四、五掌骨凹陷中。

主治：头痛，目翳，耳聋，久疟咽肿，肩背肘臂酸痛。

刺灸法：直刺0.3~0.5寸或向上斜刺0.5~1.0寸；艾炷灸或温针灸3~5壮，艾条灸5~10分钟。

（四）阳池

取穴：在腕部，腕背侧远端横纹上，当指伸肌腱的尺侧缘凹陷处。

主治：消渴口干，肩臂痛，耳聋，疟疾，喉痹。

刺灸法：直刺0.3~0.5寸；间接灸或温针灸3~5壮，艾条灸5~10分钟。

（五）外关

取穴：在前臂背侧，当阳池与肘尖的连线上，腕骨横纹上2寸，足骨与桡骨之间。

主治：感冒，头痛，目赤肿痛，耳聋，耳鸣，胁肋痛，上肢痹痛，急性腰扭伤，落枕。

刺灸法：直刺0.5~1.0寸；艾炷灸或温针灸3~5壮，艾条灸5~10分钟。

（六）支沟

取穴：在前臂背侧，当阳池与肘尖的连线上，腕背横纹上3寸，尺骨与桡骨之间。

主治：热病，肩臂酸肿，胁腋痛，四肢不举，霍乱呕吐，口噤暴喑，卒心痛，急性腰扭伤，上肢瘫痪，产后乳汁不足。

刺灸法：直刺0.5~1.0寸；艾炷灸或温针灸3~5壮，艾条灸10~20分钟。

（七）会宗

取穴：在前臂背侧，当腕背横纹上3寸，支沟尺侧，尺骨的桡侧缘。

主治：五痫，肌肤痛，耳聋。

刺灸法：直刺0.5~1.0寸；艾炷灸3~5壮，艾条灸10~20分钟。

（八）三阳络

取穴：在前臂背侧，腕骨侧远端横纹上4寸时，尺骨与桡骨间隙中点。

主治：暴喑不能言，耳聋，四肢不欲动。

刺灸法：直刺0.5~0.8寸；艾炷灸或温针灸3~5壮，艾条灸5~10分钟。

（九）四渎

取穴：在前臂背侧，当阳池与肘尖的连线上，肘尖下5寸，尺骨与桡骨之间。

主治：偏头痛，眩晕，耳聋，暴喑，咽喉肿痛，上肢麻痹，肾炎。

刺灸法：直刺0.5~1.0寸；艾炷灸或温针灸3~5壮，艾条灸5~10分钟。

（十）天井

取穴：在上臂外侧，屈肘时，肘尖直上1寸凹陷处。

主治：胸痛咳嗽，不得卧，惊悸瘛疭，癫疾五痫，风痹耳聋，目锐痛，颊肿，肘臂痛。

刺灸法：直刺0.5~1.0寸；间接灸3~5壮，艾条灸10~20分钟。

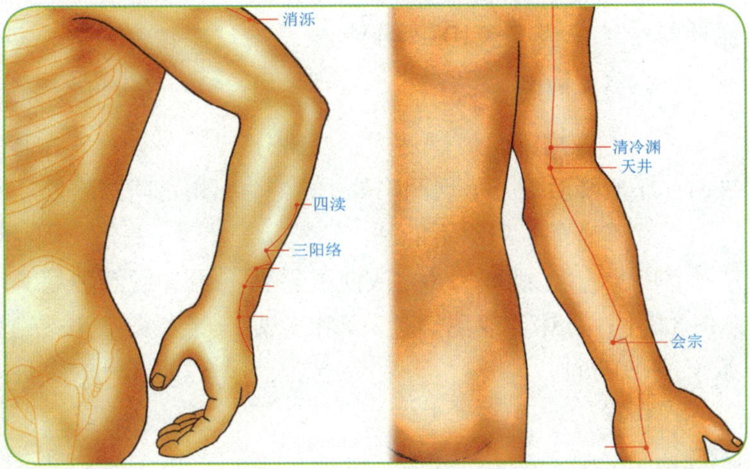

（十一）清冷渊

取穴：在臂外侧，屈肘，当肘尖直上2寸，即天井上1寸。

主治：头痛，项强，目黄，肩臂痛等。

刺灸法：直刺0.5~1.0寸；艾炷灸或温针灸3~5壮，艾条灸10~20分钟。

（十二）消泺

取穴：在臂外侧，当清冷渊穴与臑会穴连线中点处。

主治：风痹，颈项强急肿痛，寒

热，头痛，癫疾。

刺灸法：直刺0.8~1.2寸；艾炷灸或温针灸3~5壮，艾条灸5~10分钟。

（十三）臑会

取穴：在臂外侧，当肘尖与肩髎的连线上，肩髎下 3 寸，三角肌的后下缘。

主治：臂酸无力，痛不能举，项瘿气瘤。

刺灸法：直刺1.0~1.5寸；艾炷灸或温针灸3~5壮，艾条灸10~20分钟。

（十四）肩髎

取穴：在肩部，肩髃后方，当臂外展时，于肩峰后下方呈现凹陷处。

主治：臂痛，肩重不能举。

刺灸法：直刺0.5~1.0寸或向下斜刺2.0~3.0寸；艾炷灸或温针灸3~5壮，艾条灸10~20分钟。

（十五）天髎

取穴：在肩胛部，肩井与曲垣的中间，当肩胛骨上角处。

主治：肩臂酸痛，缺盆痛，汗不出，胸中烦满，项颈急，寒热。

刺灸法：直刺0.5~0.8寸；艾炷灸3~5壮，艾条灸10~20分钟。

（十六）天牖

取穴：在颈侧部，当乳突的后下方，平下颌角，胸锁乳突肌的后缘。

主治：暴聋不聪，气目不明，夜梦颠倒，面无颜色，头风项强。

刺灸法：直刺0.5~1.0寸；艾炷灸或温针灸3~5壮，艾条灸10~20分钟。

（十七）翳风

取穴：在耳垂后方，当乳突与下颌角之间凹陷处。

主治：耳聋，口眼歪斜，口噤不开，脱颔肿颊，口不能言。

刺灸法：直刺0.8~1.2寸或斜刺1.5~2.0寸；艾炷灸3~5壮，艾条灸10~20分钟。

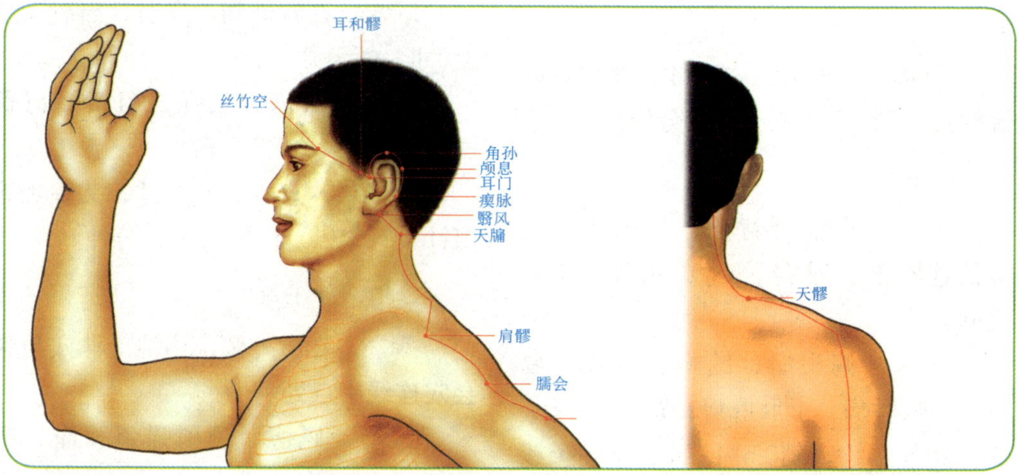

（十八）瘈脉

取穴：在头部，耳后乳突中央，当角孙与翳风之间，沿耳轮连线的中、下1/3的交点处。

主治：头风耳鸣，小儿惊痫，吐呕，泻痢，无时惊恐，目涩眵膏。

刺灸法：平刺0.3~0.5寸；艾炷灸或温针灸3~5壮，艾条灸10~20分钟或用灯草灸。

（十九）颅息

取穴：在头部，当角孙与翳风之间，沿耳轮连线的上、中1/3的交点处。

主治：耳鸣喘息，小儿呕吐，瘈疭发痫，身热头痛不得卧，耳肿及脓汁。

刺灸法：平刺0.3~0.5寸；艾炷灸或温针灸3~5壮，艾条灸10~15分钟或用灯草灸。

（二十）角孙

取穴：在头部，折耳郭向前，当耳尖直上入发际处。

主治：目生翳膜，齿龈肿，耳鸣，耳聋，偏头痛，眩晕，甲状腺肿。

刺灸法：平刺0.3~0.5寸；艾炷灸或温针灸3~5壮，艾条灸10~15分钟或用灯草灸。

（二十一）耳门

取穴：在面部，当耳屏上切迹的前方，下颌骨髁状突后缘，张口有凹陷处。

主治：耳鸣，耳脓汁，耳生疮，齿龋唇。

刺灸法：直刺0.5~1.0或向对侧眼球方向刺入0.5~1.0寸；艾炷灸或温针灸3~5壮，艾条灸10~20分钟。

（二十二）耳和髎

取穴：在头侧部，当鬓发后缘，平耳郭根之前方，颞浅动脉的后缘。

主治：头痛，耳鸣，颈项肿，口僻瘈疭。

刺灸法：斜刺0.3~0.5寸；温针灸3~5壮，艾条灸5~10分钟。

（二十三）丝竹空

取穴：在面部，当眉梢凹陷处。

主治：头痛目眩，视物䀮䀮，倒睫卷毛，风痫发狂，吐涎沫，偏正头风。

刺灸法：平刺0.5~1.0寸；本穴禁灸。

十二、足少阳胆经穴

足少阳胆经起于瞳子髎止于足窍阴，包括瞳子髎、听会、上关、颔厌、悬颅、悬厘、曲鬓、率谷、天冲、浮白、头窍阴、完骨、本神、阳白、头临泣、目窗、正营、承灵、脑空、风池、肩井、渊腋、辄筋、日月、京门、带脉、五枢、维道、居髎、环跳、风市、中渎、膝阳关、阳陵泉、阳交、外丘、光明、阳辅、悬钟、丘墟、足临泣、地五会、侠溪、足窍阴44个穴位（左右两侧共88穴）。其中29个穴位分布在臂、侧胸、侧头部；而其他15个穴位则在下肢的外侧面。

本经腧穴主治胸胁、肝胆病症、热性病、神经系统病症和头侧部、眼、耳、咽喉病症以及本经脉所经过部位之病症。

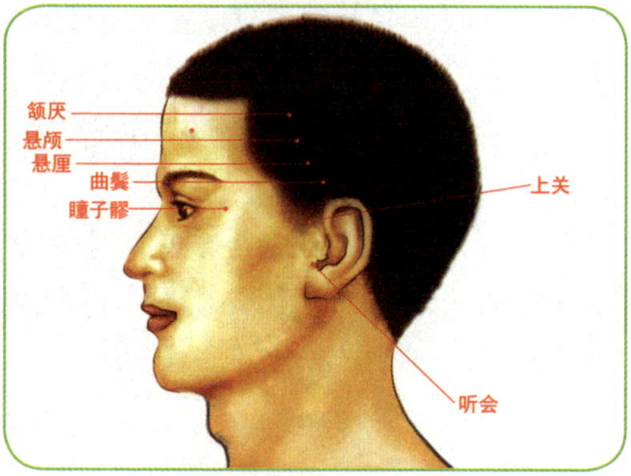

（一）瞳子髎

取穴：在面部，目外眦旁，当眶外侧缘处。

主治：头痛，目赤，目痛，迎风流泪，远视不明，内障，目翳。

刺灸法：向后刺或斜刺0.3～0.5寸或用三棱针点刺出血；艾条灸5~10分钟。

（二）听会

取穴：在面部，当耳屏间切迹的前方，下颌骨髁突的后缘，张口有凹陷处。

主治：耳鸣，耳聋，流脓，齿痛，下颌脱臼，口眼㖞斜，面痛，头痛。

刺灸法：直刺0.5~1.0寸；艾条灸5~10分钟。

（三）上关

取穴：在耳前，下关直下，当颧弓的上缘凹陷处。

主治：头痛，耳鸣，耳聋，聤耳，口眼㖞斜，面痛，齿痛，惊痫，瘛疭。

刺灸法：直刺0.5～0.8寸；艾炷灸3~5壮，艾条灸5~10分钟或药物天灸。

（四）颔厌

取穴：在头部鬓发上，当头维穴与曲鬓穴弧形连线的上1/4与下3/4交点处。

主治：头风偏头痛，目眩耳鸣，惊痫，枕后神经痛。

刺灸法：平刺0.3~0.5寸；间接灸3~5壮，艾条灸5~10分钟。

（五）悬颅

取穴：在头部鬓发上，当头维与曲鬓弧形连线的中点处。

主治：头痛齿痛，偏头痛，热病汗不出。

刺灸法：向后平刺0.5~0.8寸；间接灸3~5壮，艾条灸5~10分钟。

（六）悬厘

取穴：在头部鬓发上，当头维与曲鬓弧形连线的上3/4与下1/4交点处。

主治：面赤肿，偏头痛，目外眦痛，热病汗不出。

刺灸法：平刺0.5~0.8寸；间接灸3~5壮，艾条灸5~10分钟。

（七）曲鬓

取穴：在头部，当耳前鬓角发际后缘的垂线与耳尖水平线交点处。

主治：颔颊肿，口噤难言，项强不得顾，头两角痛为癫风，目眇。

刺灸法：平刺0.5~0.8寸；间接灸3~5壮，艾条灸5~10分钟。

（八）率谷

取穴：在头部，当耳尖直上入发际1.5寸，角孙直上方。

主治：头痛，呕吐，烦闷，眩晕，小儿惊风。

刺灸法：平刺0.5~0.8寸；间接灸3~5壮，艾条灸5~10分钟。

（九）天冲

取穴：在头部，当耳根后缘直上入发际2寸，率谷穴后0.5寸。

主治：癫疾风痉，牙龈肿，惊恐头痛。

刺灸法：平刺0.5~1.0寸；间接灸3~5壮，艾条灸5~10分钟。

（十）浮白

取穴：在头部，当耳后乳突的后上方，天冲与完骨的弧形连线的中1/3与上1/3交点处。

主治：肩臂不举，足不能行，耳鸣，齿痛，胸满，喉痹，咳逆，项瘿。

刺灸法：平刺0.5~0.8寸；间接灸3~5壮，艾条灸5~10分钟。

（十一）头窍阴

取穴：在头部，当耳后乳突的后上方，天冲与完骨的弧形连线的中1/3与下1/3交点处。

主治：四肢转筋，目痛头颈痛，耳鸣，痈疽发热，手足烦热，汗不出，咳逆，喉痹，舌强，胁痛，口苦。

刺灸法：平刺0.5~0.8寸或用三棱针点刺出血；间接灸3~5壮，艾条灸5~10分钟。

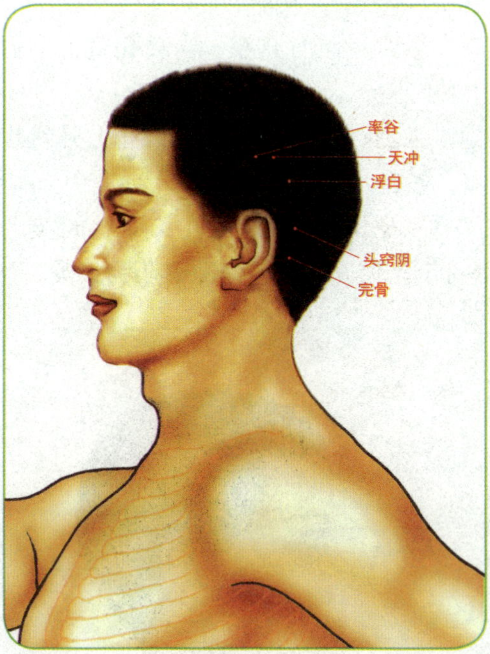

（十二）完骨

取穴：在头部，当耳后乳突的后下方凹陷处。

主治：头痛颈项痛，耳鸣，牙痛，颊肿，足痿不收，头风口眼歪斜，瘿疾。

刺灸法：平刺0.5~0.8寸；间接灸或温针灸3~5壮，艾条灸5~10分钟。

（十三）本神

取穴：在头部，当前发际上0.5寸，神庭旁开3寸，神庭与头维连线的内2/3与外1/3交点处。

主治：惊痫吐沫，颈项急痛，偏风癫疾，小儿惊风，半身不遂。

刺灸法：平刺0.5~0.8寸；间接灸3~5壮，艾条灸5~10分钟。

（十四）阳白

取穴：在前额部，当瞳孔直上，眉上1寸处。

主治：头痛，目眩，目痛，外眦疼痛，雀目。

刺灸法：平刺0.5~0.8寸；间接灸3~5壮，艾条灸5~10分钟或药物天灸。

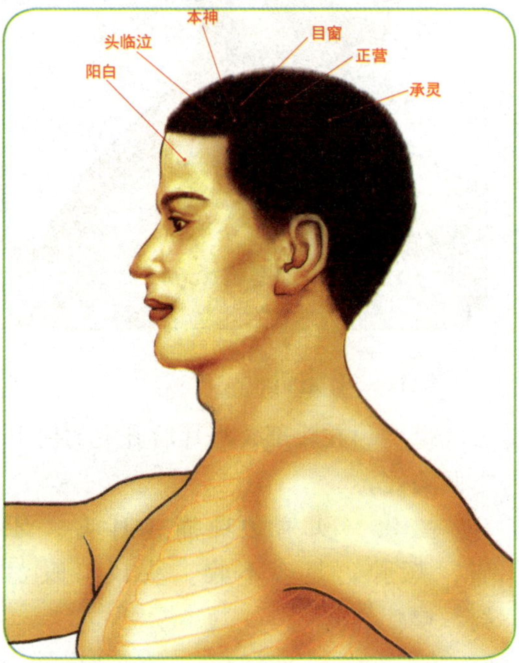

（十五）头临泣

取穴：在前额部，当瞳孔直上入前发际0.5寸，神庭与头维连线的中点处。

主治：目眩生翳出泪，惊痫反视，小儿惊痫，耳鸣，口苦。

刺灸法：平刺0.5~0.8寸；间接灸3~5壮，艾条灸5~10分钟。

（十六）目窗

取穴：在头部，当前发际上1.5寸，头正中线旁开2.25寸。

主治：头痛，目眩，目赤肿痛，远视，近视，面浮肿，上齿龋肿，小儿惊痫。

刺灸法：平刺0.5~0.8寸；间接灸3~5壮，艾条灸5~10分钟。

（十七）正营

取穴：在头部，当前发际上2.5寸，头正中线旁开2.25寸。

主治：头痛，头晕，目眩，唇吻强急，齿痛。

刺灸法：平刺0.5~0.8寸；间接灸3~5壮，艾条灸5~10分钟或药物天灸。

（十八）承灵

取穴：在头部，当前发际上4寸，头正中线旁开2.25寸。

主治：头晕，眩晕，目痛，鼻渊，鼻衄，鼻窒，多涕。

刺灸法：平刺0.5~0.8寸；间接灸3~5壮，艾条灸5~10分钟。

（十九）脑空

取穴：在头部，当枕外隆凸的上缘外侧，头正中线旁开2.25寸，平脑户。

主治：头痛，颈项强痛，目眩，目赤肿痛，鼻痛，耳聋，癫痫，惊悸，热病。

刺灸法：平刺0.5～0.8寸；间接灸3~5壮，艾条灸5~10分钟或药物天灸。

（二十）风池

取穴：在项部，当枕骨之下，与风府相平，胸锁乳突肌与斜方肌上端之间的凹陷处。

主治：头痛，眩晕，颈项强痛，目赤痛，目泪出，鼻渊，鼻衄，耳聋，气闭，中风，口眼歪斜，疟疾，热病，感冒，瘿气。

刺灸法：针尖微下，向鼻尖方向斜刺0.5～0.8寸，或平刺透风府穴；温针灸3~5壮，艾条灸5~10分钟或药物天灸。

（二十一）肩井

取穴：在肩上，前直乳中，当大椎与肩峰端连线的中点上。

主治：肩背痹痛，手臂不举，颈项强痛，乳痈，中风，瘰疬，难产，诸虚百损。

刺灸法：直刺0.5～0.8寸，深部正当肺尖，慎不可深刺；直接灸3~7壮，温和灸5~10分钟。

（二十二）渊腋

取穴：在侧胸部，举臂，当腋中线上，腋下 3 寸，第四肋间隙中。

主治：胸满，肋痛，腋下肿，臂痛不举。

刺灸法：斜刺0.5～0.8寸；直接灸或隔姜灸3~7壮，温和灸5~10分钟。

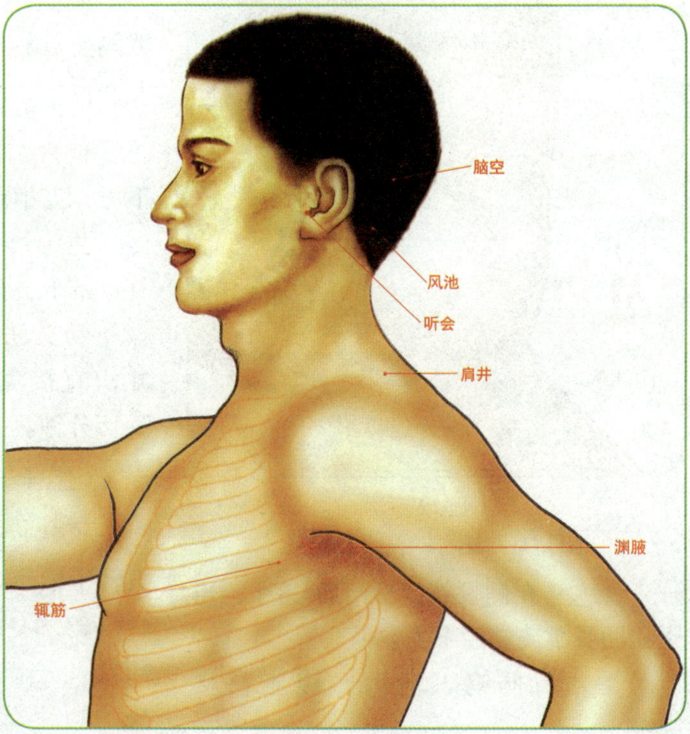

（二十三）辄筋

取穴：在侧胸部，渊腋前1寸，平乳头，第四肋间隙中。

主治：胸肋痛，喘息，呕吐，吞酸，腋下肿，肩臂痛。

刺灸法：斜刺0.5～0.8寸；直接灸

或隔姜灸3~7壮，温和灸5~10分钟。

（二十四）日月

取穴：在上腹部，当乳头直下，第七肋间隙，前正中线旁开 4 寸。

主治：胁肋疼痛，胀满，呕吐，吞酸，呃逆，黄疸。

刺灸法：斜刺0.5 ~ 0.8寸；直接灸3~7壮，温和灸5~10分钟。

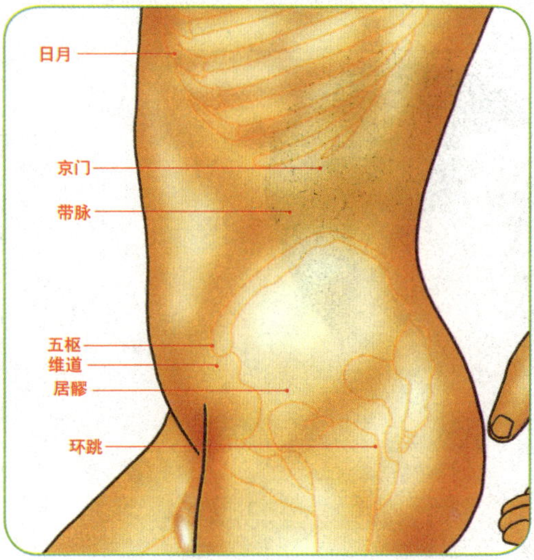

（二十五）京门

取穴：在侧腰部，章门后1.8寸，当十二肋骨游离端的下方。

主治：肠鸣，泄泻，腹胀，腰胁痛。

刺灸法：斜刺0.5 ~ 0.8寸；直接灸或隔姜灸3~7壮，温和灸5~10分钟。

（二十六）带脉

取穴：在侧腹部，章门下1.8寸，当第十二肋骨游离端下方垂线与脐水平线的交点上。

主治：月经不调，赤白带下，疝气，腰胁痛。

刺灸法：直刺0.5 ~ 0.8寸；直接灸或隔姜灸3~7壮，温和灸5~15分钟。

（二十七）五枢

取穴：在侧腹部，当髂前上棘的前方，横平脐下 3 寸处。

主治：阴挺，赤白带下，月经不调，疝气，少腹痛，便秘，腰胯痛。

刺灸法：直刺0.8 ~ 1.5寸；直接灸或隔姜灸3~7壮，温和灸5~15分钟。

（二十八）维道

取穴：在侧腹部，当髂前上棘的前下方，五枢前下 0.5 寸。

主治：腰胯痛，少腹痛，阴挺，疝气，带下，月经不调，水肿。

刺灸法：向前下方斜刺0.8 ~ 1.5寸；直接灸或隔姜灸3~7壮，温和灸5~15分钟。

（二十九）居髎

取穴：在髋部，当髂前上棘与股骨大转子最凸点连线的中点处。

主治：腰腿痹痛，瘫痪，足痿，疝气。

刺灸法：直刺或斜刺1.5 ~ 2.0寸；艾炷灸或温针灸3~7壮，温和灸5~15分钟。

（三十）环跳

取穴：在股外侧部，侧卧屈股，当股骨大转子最凸点与骶管裂孔连线的外1/3与中1/3交点处。

主治： 腰胯疼痛，半身不遂，下肢痿痹，遍身风疹，挫闪腰疼，膝踝肿痛不能转侧。

刺灸法： 直刺2.0～2.5寸；直接灸3~7壮，温和灸5~15分钟。

（三十一）风市

取穴： 在大腿外侧部的中线上，当腘横纹上7寸，股外侧肌与股二头肌之间。

主治： 中风，半身不遂，下肢痿痹，麻木，遍身瘙痒，脚气。

刺灸法： 直刺1.0～1.5寸；直接灸3~5壮，温和灸5~15分钟。

（三十二）中渎

取穴： 在大腿外侧，当风市下2寸，或腘横纹上5寸，股外肌与股二头肌之间。

主治： 下肢痿痹，麻木，半身不遂。

刺灸法： 直刺1.0～1.5寸；直接灸3~7壮，温和灸5~15分钟。

（三十三）膝阳关

取穴： 在膝外侧，当股骨外上髁上方的凹陷处。

主治： 膝肿痛，腘筋挛急，小腿麻木。

刺灸法： 直刺0.8～1.0寸；直接灸3~7壮，温和灸5~15分钟。

（三十四）阳陵泉

取穴： 在小腿外侧，当腓骨小头前下方凹陷处。

主治： 半身不遂，下肢痿痹，麻木，膝肿痛，脚气，胁肋痛，口苦，呕吐，黄疸，小儿惊风，破伤风。

刺灸法： 直刺或斜向下刺1.0～1.5寸；直接灸3~7壮，温和灸5~15分钟。

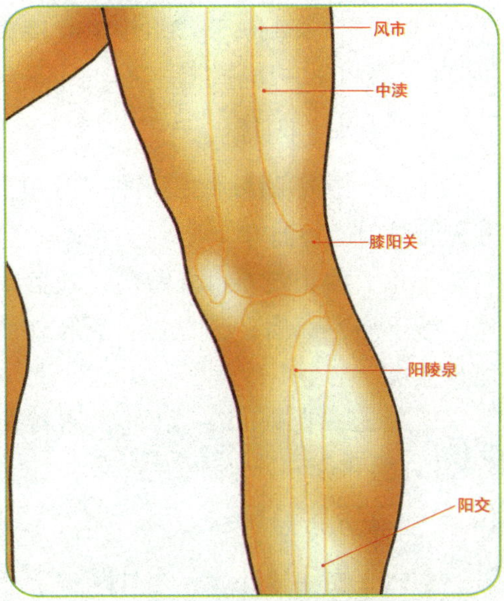

（三十五）阳交

取穴： 在小腿外侧，当外踝尖上7寸，腓骨后缘。

主治： 胸胁胀满疼痛，面肿，惊狂，癫疾，瘈疭，膝股痛，下肢痿痹。

刺灸法： 直刺0.5～0.8寸；直接灸3~5壮，温和灸5~15分钟。

（三十六）外丘

取穴： 在小腿外侧，当外踝尖上7寸，腓骨前缘，平阳交。

主治： 颈项强痛，胸胁痛，疯犬伤毒不出，下肢痿痹，癫疾，小儿龟胸。

刺灸法： 直刺0.5～0.8寸；直接灸3~5壮，温和灸5~15分钟。

（三十七）光明

取穴： 在小腿外侧，当外踝尖上5寸，腓骨前缘。

主治： 目痛，夜盲，乳胀痛，膝痛，下肢痿痹，颊肿。

刺灸法： 直刺0.5～0.8寸；直接灸3~7壮，温和灸5~15分钟。

（三十八）阳辅

取穴： 在小腿外侧，当外踝尖上4寸，腓骨前缘稍前方。

主治： 偏头痛，目外眦痛，缺盆中痛，腋下痛，瘰疬，胸、胁、下肢外侧痛，疟疾，半身不遂。

刺灸法： 直刺0.5～0.8寸；直接灸3~7壮，温和灸5~15分钟。

（三十九）悬钟

取穴： 在小腿外侧，当外踝尖上 3 寸，腓骨前缘。

主治： 半身不遂，颈项强痛，胸腹胀满，胁肋疼痛，膝腿痛，脚气，腋下肿。

刺灸法： 直刺0.5～0.8寸；直接灸3~7壮，温和灸5~15分钟。

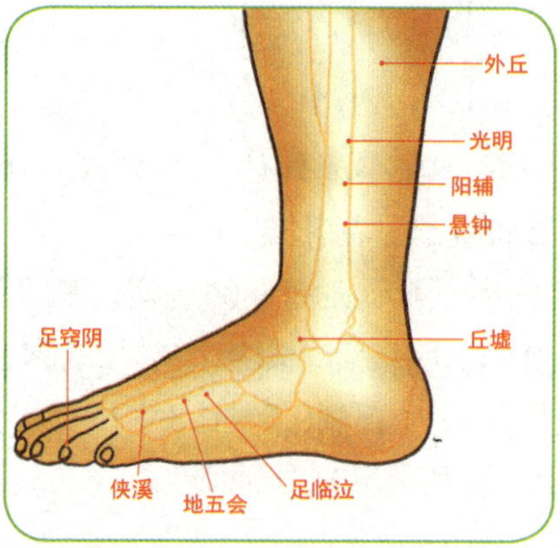

（四十）丘墟

取穴： 在外踝的前下方，当趾长伸肌腱的外侧凹陷处。

主治： 颈项痛，腋下肿，胸胁痛，下肢痿痹，外踝肿痛，疟疾，疝气，目赤肿痛，目生翳膜，中风偏瘫。

刺灸法： 直刺0.5～0.8寸或斜刺0.8~1.2寸；艾炷灸3~7壮，温和灸5~15分钟。

（四十一）足临泣

取穴： 在足背外侧，当足四趾本节（第四趾关节）的后方，小趾伸肌腱的外侧凹陷处。

主治： 头痛，目外眦痛，目眩，乳痈，瘰疬，胁肋痛，疟疾，中风偏瘫，痹痛不仁，足跗肿痛。

刺灸法： 直刺0.5～0.8寸或斜刺0.8~1.2寸；艾炷灸3~7壮，温和灸5~15分钟。

（四十二）地五会

取穴： 在足背外侧，当足四趾本节（第四跖趾关节）的后方，第四、五跖骨之间，小趾伸肌腱的内侧缘。

主治： 头痛，目赤痛，耳鸣，耳聋，胸满，胁痛，腋下肿，乳痈，跗肿。

刺灸法： 直刺或斜刺0.5~0.8寸或用三棱针点刺出血；直接灸3~7壮，温和灸5~15分钟。

（四十三）侠溪

取穴： 在足背外侧，当第四、五趾间，趾蹼缘后方赤白肉际处。

主治： 胸胁支满，寒热病汗不出，目赤颔肿，胸痛耳聋。

刺灸法：直刺或斜刺0.5~0.8寸；艾炷灸3~7壮，温和灸5~15分钟。

（四十四）足窍阴

取穴：在足第四趾末节外侧，距趾甲角0.1寸（指寸）。

主治：胁痛，咳逆不得息，手足烦热，汗不出，头痛喉痹，舌强耳聋，转筋肘不能举。

刺灸法：浅刺0.1~0.2寸；艾炷灸或温针灸3~7壮，温和灸5~15分钟。

十三、任脉

任脉起于会阴止于承浆，包括会阴、曲骨、中极、关元、石门、气海、阴交、神阙、水分、下脘、建里、中脘、上脘、巨阙、鸠尾、中庭、膻中、玉堂、紫宫、华盖、璇玑、天突、廉泉、承浆24个穴位。分布于面、颈、胸、腹的前正中线上。

本经腧穴主治神经系统、呼吸系统、消化系统、泌尿生殖系统病症以及寒性病症和本经所经过之部位的病症。少数腧穴有强壮作用或可治疗神志病。

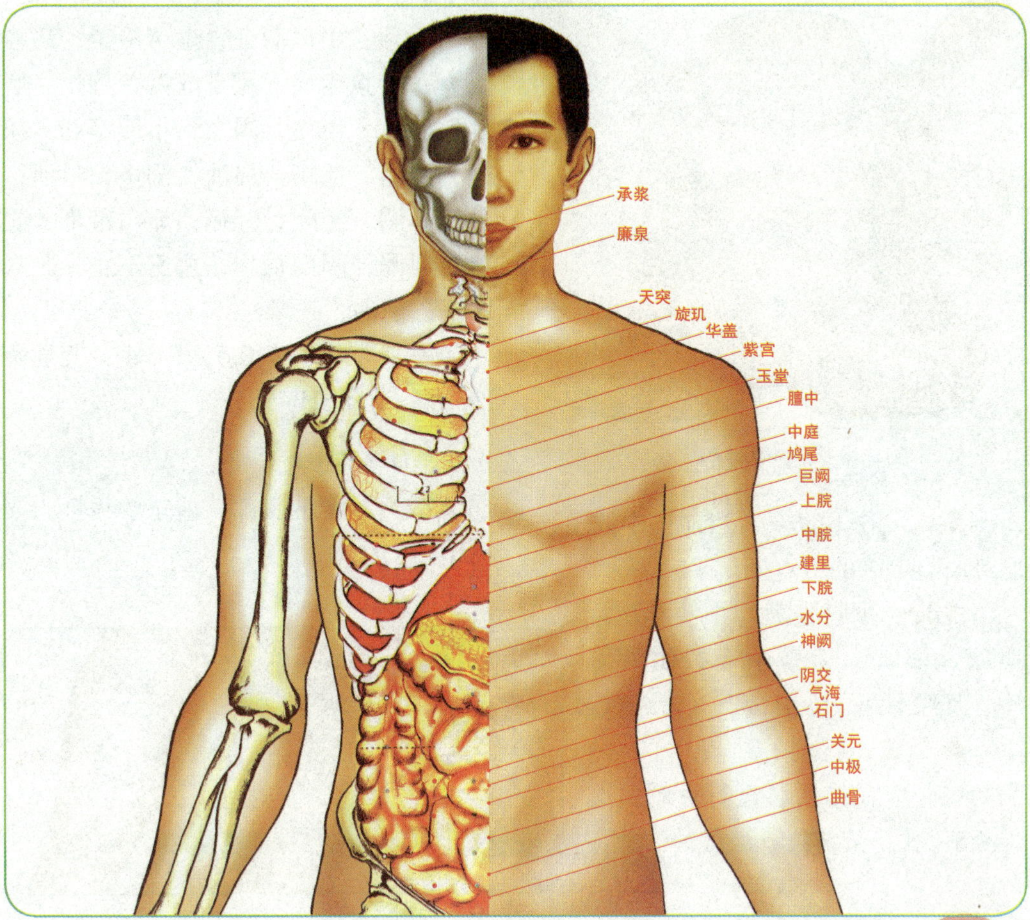

（一）会阴

取穴：在会阴部，男性当阴囊根部与肛门连线的中点，女性当大阴唇后联合与肛门连线的中点。

主治：溺水窒息，昏迷，癫狂，惊痫，小便难，遗尿，阴痛，阴痒，阴部汗湿，脱肛，阴挺，疝气，痔疾，遗精，月经不调。

刺灸法：直刺0.5～1.0寸，孕妇慎用；艾炷灸3~7壮，艾条灸10~15分钟。

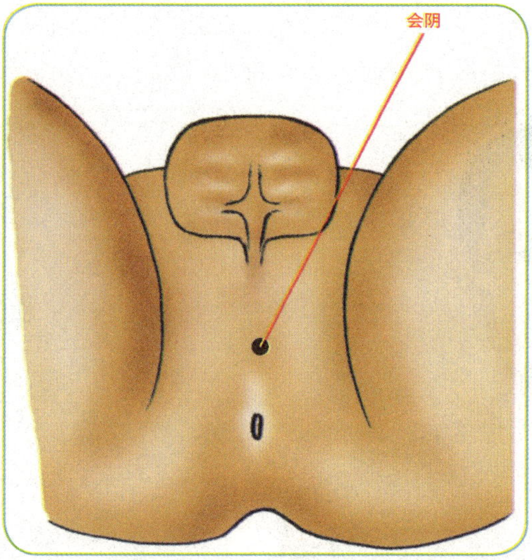

（二）曲骨

取穴：在下腹部，当前正中线上，耻骨联合上缘的中点处。

主治：少腹胀满，小便淋沥，遗尿，疝气，遗精阳痿，阴囊湿痒，月经不调，赤白带下，痛经。

刺灸法：直刺0.5～1.0寸，内为膀胱，应在排尿后进行针刺；艾炷灸3~7壮，艾条灸5~15分钟。

（三）中极

取穴：在下腹部，前正中线上，当脐中下4寸。

主治：小便不利，遗溺不禁，阳痿，早泄，遗精，白浊，疝气偏坠，积聚疼痛，月经不调，阴痛，阴痒，痛经，带下，崩漏，阴挺，产后恶露不止，胞衣不下，水肿。

刺灸法：直刺0.5～1.0寸；艾炷灸3~7壮，艾条灸5~15分钟。

（四）关元

取穴：在下腹部，前正中线上，当脐中下3寸。

主治：中风脱证，虚劳冷惫，羸瘦无力，少腹疼痛，霍乱吐泻，痢疾，脱肛，疝气，便血，溺血，小便不利，尿频，尿闭，遗精，白浊，阳痿，早泄，月经不调，经闭，经痛，赤白带下，阴挺，崩漏，阴门瘙痒，恶露不止，胞衣不下，消渴，眩晕。

刺灸法：直刺0.5～1.0寸；艾炷灸3~7壮，艾条灸5~15分钟。

（五）石门

取穴：在下腹部，前正中线上，当脐中下2寸。

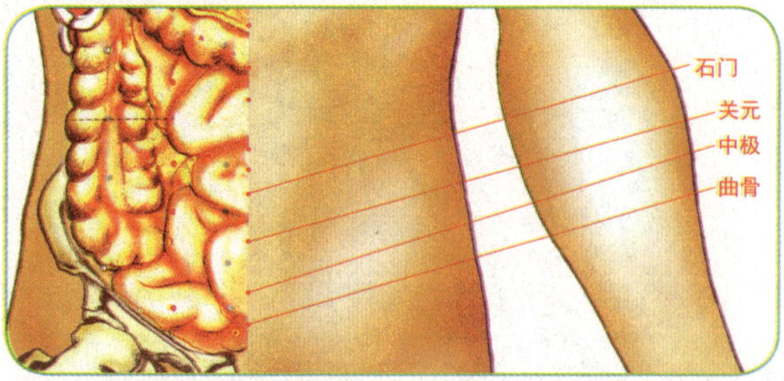

主治： 小便不利，腹痛，泻泄不止，卒疝血淋。

刺灸法： 直刺0.5～1.0寸；艾炷灸或温针灸3~7壮，艾条灸5~10分钟。

（六）气海

取穴： 在下腹部，前正中线上，当脐中下1.5寸。

主治： 下焦冷痛，阳虚真气不足，贲豚七疝，脐下冷气，阳脱欲死，阴证卵缩，四肢厥冷，妇人赤白带下，月事不调，小儿遗尿。

刺灸法： 直刺0.5～1.0寸；艾炷灸3~7壮，艾条灸5~15分钟。

（七）阴交

取穴： 在下腹部，前正中线上，当脐中下1寸。

主治： 小腹气痛，小便不利，疝痛，腰膝拘挛，妇人崩中带下阴痒。

刺灸法： 直刺0.5～1.0寸；艾炷灸3~7壮，艾条灸5~15分钟。

（八）神阙

取穴： 在腹中部，脐中央。

主治： 中风不省人事，腹中虚冷，肠鸣泻泄不止，水肿鼓胀，小儿风痫角弓反张，脱肛。

刺灸法： 禁针，艾炷灸3~7壮，艾条灸5~15分钟。

（九）水分

取穴： 在上腹部，前正中线上，当脐中上1寸。

主治： 腹痛，腹胀，肠鸣，泄泻，反胃，胃下垂，水肿，小儿惊风。

刺灸法： 直刺0.5～1.0寸；艾炷灸3~7壮，艾条灸5~15分钟。

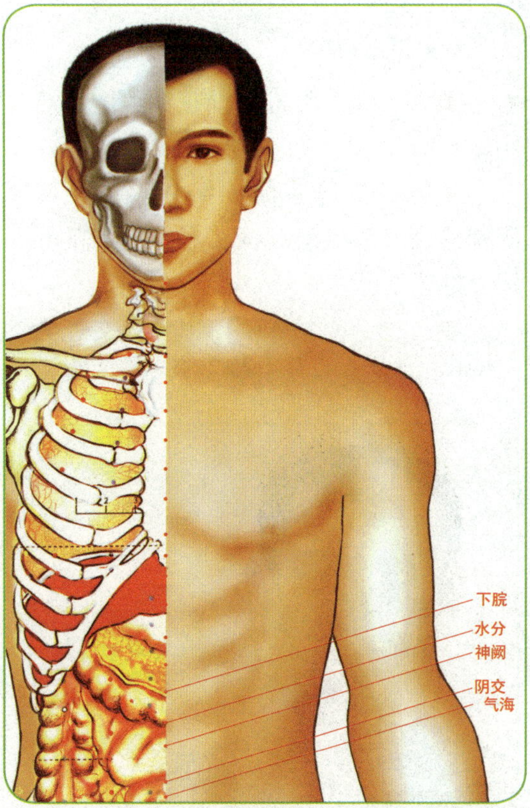

（十）下脘

取穴： 在上腹部，前正中线上，当脐中上2寸。

主治： 脐下厥气，肠坚痛，寒谷不化，癖块连脐，瘦弱少食，翻胃。

刺灸法： 直刺0.5～1.0寸；艾炷灸或隔物灸3~7壮，艾条灸5~15分钟。

（十一）建里

取穴： 在上腹部，前正中线上，脐中上3寸。

主治： 腹胀身肿，心痛上气，肠鸣呕逆不食。

刺灸法： 直刺0.5～1.0寸；艾炷灸3~7壮，艾条灸5~15分钟。

（十二）中脘

取穴： 在上腹部，前正中线上，脐中上4寸。

主治： 五隔五噎，翻胃不食，腹胀脾疼，心积伏梁，面黄温疟，霍乱吐泻，寒热不已。

刺灸法： 直刺0.5～1.0寸；艾炷灸3~7壮，艾条灸5~15分钟。

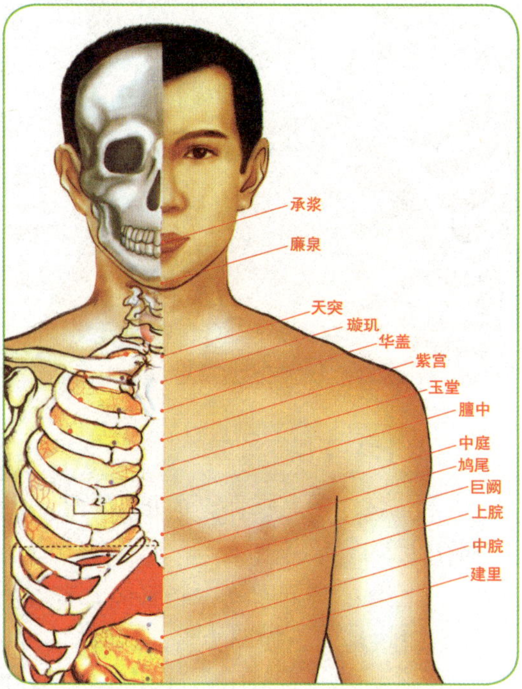

（十三）上脘

取穴： 在上腹部，前正中线上，脐中上5寸。

主治： 腹中雷鸣，饮食不化，霍乱吐利，翻胃呕吐食不下，伏梁积聚，黄胆惊悸，吐涎沫呕血。

刺灸法： 直刺0.5～1.0寸；艾炷灸3~7壮，艾条灸5~15分钟。

（十四）巨阙

取穴： 在上腹部，前正中线上，脐中上6寸。

主治： 上气咳逆，胸满气短，心痛，蛔痛，痰饮咳嗽，腹胀，恍惚发狂，呕吐，呃逆，噎嗝，黄疸，泄泻。

刺灸法： 直刺0.5～1.0寸；艾炷灸3~5壮，艾条灸5~15分钟。

（十五）鸠尾

取穴： 在上腹部，前正中线上，当胸剑结合部下1寸。

主治： 心痛，惊痫，心腹胀满，胸中满痛，腹皮痛，咳逆数噫，喘息，喉痹咽壅，水浆不下，癫，狂，痫，瘙痒；胃炎。

刺灸法： 向下斜刺0.5~1.0，不可过深；艾炷灸3~5壮，艾条灸15~20分钟。

（十六）中庭

取穴： 在胸部，当前正中线上，平第五肋间，即胸剑结合部。

主治： 胸胁支满，噎塞，呕吐食不下，梅核气。

刺灸法： 平刺0.3~0.5寸；艾炷灸3~7壮，艾条灸5~15分钟。

（十七）膻中

取穴： 在胸部，当前正中线上，平第四肋间，两乳头连线的中点。

主治： 咳逆，噎气隔食，气喘，支气管炎，心悸，心绞痛，产后缺乳。

刺灸法： 平刺0.3~0.5寸；艾炷灸3~7壮，艾条灸5~15分钟。

（十八）玉堂

取穴： 在胸部，当前正中线上，平第三肋间。

主治： 胸膺疼痛，心烦，咳逆上气，喘急不得息，呕吐寒痰。

刺灸法： 平刺或斜刺0.3~0.5寸；艾炷灸3~7壮，艾条灸5~15分钟。

（十九）紫宫

取穴： 在胸部，当前正中线上，平第二肋间。

主治： 胸胁支满，膺痛食不下，咳逆上气，吐血烦心。

刺灸法： 平刺0.3~0.5寸；艾炷灸3~7壮，艾条灸5~15分钟。

（二十）华盖

取穴： 在胸部，当前正中线上，平第一肋间。

主治： 咳逆喘急，上气哮嗽，喉痹水饮不下。

刺灸法： 平刺0.3~0.5寸；艾炷灸3~7壮，艾条灸5~15分钟。

（二十一）璇玑

取穴： 在胸部，当前正中线上，天突下1寸。

主治： 胸胁满，咳逆上气，气喘，喉痹咽肿，胃中有积。

刺灸法： 平刺0.3~0.5寸；艾炷灸3~7壮，艾条灸5~15分钟。

（二十二）天突

取穴： 在颈部，前正中线，胸骨上窝中央的位置。

主治： 上气咳逆，喘嗽喉痹，咯脓血，咽肿暴喑，瘿气，梅核气。

刺灸法： 先直刺0.2~0.3寸，然后把针尖转向下方，紧靠胸骨后方刺入0.5~1.0寸；艾炷灸3~7壮，艾条灸5~15分钟。

（二十三）廉泉

取穴： 在颈部，当前正中线上，结喉上方，舌骨上缘凹陷处。

主治： 咳嗽喘息，上气吐沫，舌下重难言，舌根急缩不食，涎退场门疮。

刺灸法： 向舌根斜刺0.5~0.8寸，不留针或浅部留针；艾炷灸3~7壮，艾条灸5~15分钟。

（二十四）承浆

取穴： 在面部，当颏唇沟的正中凹陷处。

主治： 偏风半身不遂，口眼歪斜，暴喑不能言。

刺灸法： 斜刺0.3~0.5寸；可灸。

十四、督脉

督脉起于长强止于龈交，包括长强、腰俞、腰阳关、命门、悬枢、脊中、中枢、筋缩、至阳、灵台、神道、身柱、陶道、大椎、哑门、风府、脑户、强间、后顶、百会、前顶、囟会、上星、神庭、素髎、水沟、兑端、龈交28个穴位。分布于头、面、颈、背、腰、骶部之后正中线上。

本经腧穴主治消化系统、呼吸系统、神经系统、泌尿生殖系统、运动系统病症以及热性病症和本经所过部位之病症。

（一）长强

取穴：在尾骨端下，当尾骨端与肛门连线的中点。

主治：泄泻，痢疾，便秘，便血，失精呕血，小儿囟陷，惊痫瘈。

刺灸法：紧靠尾骨前面向上斜刺0.5~1.0寸或用三棱针点刺出血；可灸。

（二）腰俞

取穴：在骶部，当后正中线上，适对骶管裂孔。

主治：腰脊痛不得俯仰，温疟汗不出，妇人经闭溺赤。

刺灸法：向上斜刺0.5~1.0寸；直接灸或隔姜灸3~7壮，温和灸5~10分钟。

（三）腰阳关

取穴：在腰部，在后正中线上，第四腰椎棘突下凹陷中。

主治：膝痛不可屈伸，风痹不仁，筋挛不行。

刺灸法：向上斜刺0.5~1.0寸；直接灸或隔姜灸3~7壮，温和灸5~10分钟。

（四）命门

取穴：在腰部，在后正中线上，第二腰椎棘突下凹陷中。

主治：腰背强痛，坐骨神经痛，急性腰扭伤，月经不调，经闭，遗精，阳痿，痔疮，疝气，下肢痿痹。

刺灸法：向上斜刺0.5~1.0寸；直接灸或隔姜灸3~7壮，温和灸5~10分钟。

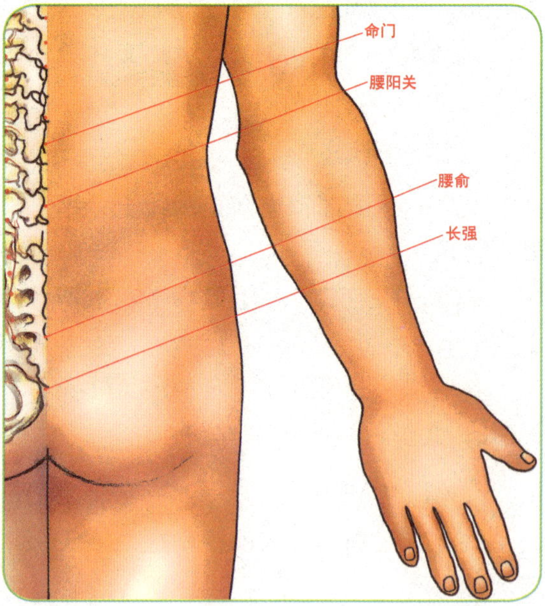

（五）悬枢

取穴：在腰部，当后正中线上，第一腰椎棘突下凹陷中。

主治：腰脊强不得屈伸，腹胀，腹痛，泻痢不止，胃下垂，消化不良，脱肛。

刺灸法：直刺0.5~1.0寸；直接灸或隔姜灸3~7壮，温和灸5~10分钟。

（六）脊中

取穴：在背部，当后正中线上，第十一胸椎棘突下凹陷中。

主治：腰脊强痛，黄疸，腹泻，痢疾，小儿疳积，痔疾，脱肛，便血，癫痫。

刺灸法：向上斜刺0.5~1.0寸；直接灸或隔姜灸3~7壮，温和灸5~10分钟。

（七）中枢

取穴：在背部，当后正中线上，第十胸椎棘突下凹陷中。

主治：黄疸，呕吐，腹满，胃痛，食欲不振，腰背痛。

刺灸法：向上斜刺0.5~1.0寸；直接灸或隔姜灸3~7壮，温和灸5~10分钟

（八）筋缩

取穴：在背部，当后正中线上，第九胸椎棘突下凹陷中。

主治：癫疾，惊痫，抽搐，脊强，背痛，胃痛，黄疸，四肢不收，筋挛拘急。

刺灸法：斜刺0.5~1.0寸；直接灸或隔姜灸3~7壮，温和灸5~10分钟。

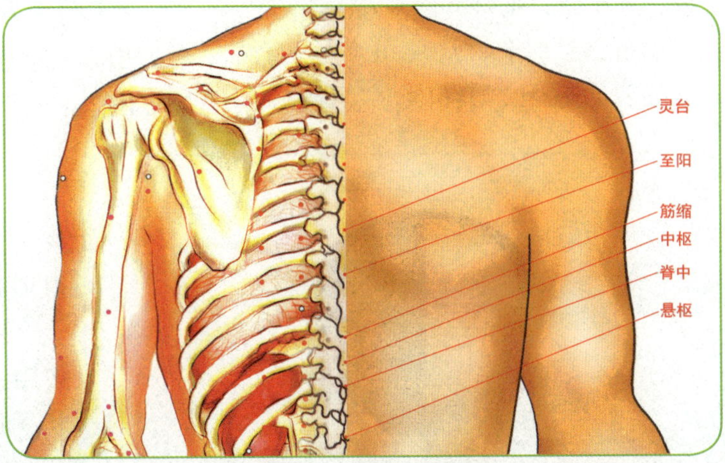

（九）至阳

取穴：在背部，当后正中线上，第七胸椎棘突下凹陷中。

主治：腰脊痛，黄疸，胆囊炎，咳嗽，气喘，支气管哮喘，疟疾。

刺灸法：向上斜刺0.5~1.0寸；直接灸或隔姜灸3~7壮，温和灸5~10分钟。

（十）灵台

取穴：在背部，当后正中线上，第六胸椎棘突下凹陷中。

主治：咳嗽，气喘，项强，脊痛，身热，疔疮。

刺灸法：斜刺0.5~1.0寸；直接灸或隔姜灸3~7壮，温和灸5~10分钟。

（十一）神道

取穴：在背部，当后正中线上，第五胸椎棘突下凹陷中。

主治：伤寒头痛，寒热往来，健忘惊悸，牙车急，张口不合，风痫。

刺灸法：向上斜刺0.5~1.0寸；直接灸或隔姜灸3~7壮，温和灸5~10分钟。

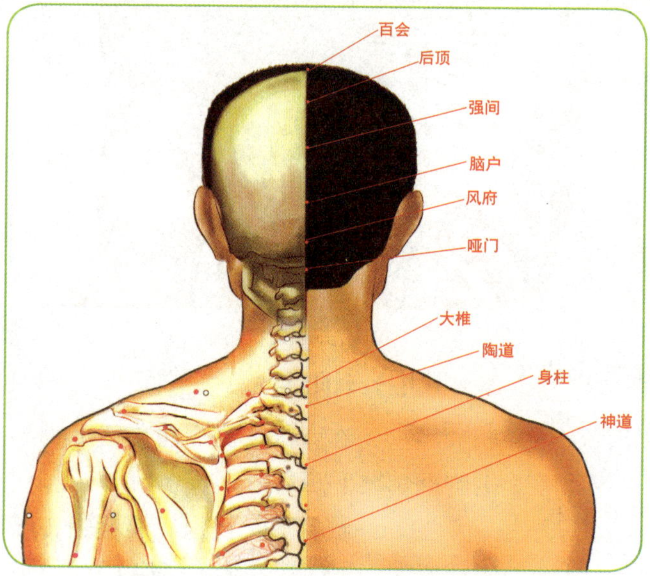

（十二）身柱

取穴：在背部，当后正中线上，第三胸椎棘突下凹陷中。

主治：感冒，咳嗽，气喘，惊厥，腰脊痛，癫痫狂走，小儿夜啼，抽风。

刺灸法：斜刺0.5~1.0寸；直接灸或隔姜灸3~7壮，温和灸5~10分钟。

（十三）陶道

取穴：在背部，当后正中线上，第一胸椎棘突下凹陷中。

主治：头痛项强，恶寒发热，咳嗽，气喘，骨蒸潮热，胸痛，疟疾，癫狂，角弓反张。

刺灸法：斜刺0.5~1.0寸；直接灸或隔姜灸3~7壮，温和灸5~10分钟。

（十四）大椎

取穴：在后正中线上，第七颈椎棘突下凹陷中。

主治：五劳七伤，乏力，肺胀胁满，呕吐上气，背膊拘急，项颈强不得回顾。

刺灸法：斜刺0.5~1.0寸或用针点刺出血；直接灸3~7壮，温和灸5~10分钟。

（十五）哑门

取穴：在项部，后发际正中直上0.5寸，第1颈椎下。

主治：舌急不语，衄血不止，脊强反折，螈瘛疾，头重风汗汗不出。

刺灸法：向下颌方向缓慢刺入0.5~1.0寸；直接灸3~7壮，温和灸5~10分钟。

（十六）风府

取穴：在项部，当后际正中直上1寸，枕外隆凸直下，两侧斜方肌之间凹陷处。

主治：中风，舌缓不语，振寒汗出，身重偏风，半身不遂，头痛项急，伤寒发狂。

刺灸法：向下颌方向缓慢刺入0.5~1.0寸；隔姜灸3~7壮，温和灸5~10

分钟。

（十七）脑户

取穴：在头部，后发际正中直上2.5寸，风府穴上1.5寸，枕外隆凸的上缘凹陷处。

主治：面赤痛，头重肿痛，瘿瘤。

刺灸法：平刺0.5~0.8寸；直接灸或隔姜灸3~7壮，温和灸5~10分钟。

（十八）强间

取穴：在头部，当后发际正中直上4寸（脑户上1.5寸）。

主治：头痛，目眩，脑眩烦心，呕吐项强，狂走不卧。

刺灸法：向下颌方向缓慢刺入0.5~1.0寸；隔姜灸3~7壮，温和灸5~10分钟。

（十九）后顶

取穴：在头部，当后发际正中直上5.5寸（脑户上3寸）。

主治：颈项强急，额颅上痛，偏头痛，恶风眦眦。

刺灸法：向下颌方向缓慢刺入0.5~1.0寸；隔姜灸3~7壮，温和灸5~10分钟。

（二十）百会

取穴：在头部，当前发际正中直上5寸，或两耳尖连线的中点处。

主治：头痛、头重脚轻、痔疮、高血压、低血压、宿醉、目眩失眠、焦躁等。

刺灸法：向下颌方向缓慢刺入0.5~1.0寸；隔姜灸3~7壮，温和灸5~10分钟。

（二十一）前顶

取穴：在头部，当前发际正中直上3.5寸（百会前1.5寸）。

主治：头风目眩，小儿惊痫，癫狂，鼻渊，高血压。

刺灸法：平刺0.3~0.5寸；直接灸或隔姜灸3~7壮，温和灸5~10分钟。

（二十二）囟会

取穴：在头部，当前发际正中直上2寸（百会前3寸）。

主治：癫狂，小儿惊痫，感冒，头痛，目眩，目翳，鼻渊，鼻衄，面赤肿。

刺灸法：平刺0.3~0.5寸；温和灸5~10分钟。

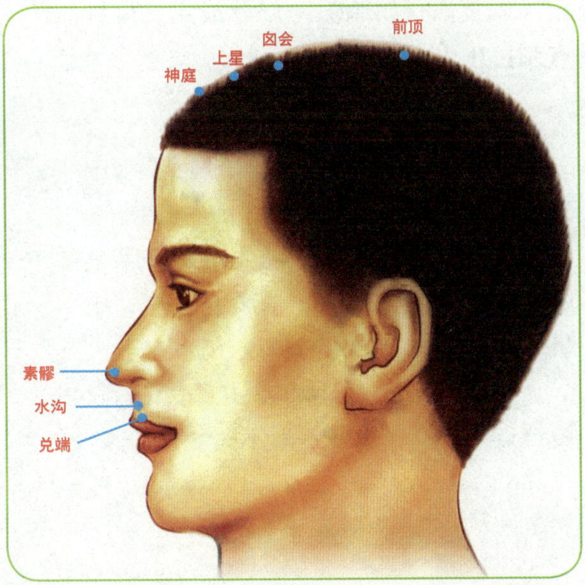

（二十三）上星

取穴：在头部，当前发际正中直上1寸。

主治：头风头痛，头皮肿面虚，恶寒疟，寒热汗不止，鼻血不止。

刺灸法：平刺0.3~0.5寸；温和灸5~10分钟。

（二十四）神庭

取穴：在头部，当前发际正中直上0.5寸。

主治：发狂，风痫癫疾，角弓反张，目不识人，头风鼻渊，流涕不止，头痛目泪，烦满喘渴。

刺灸法：平刺0.3~0.5寸；直接灸或隔姜灸3~7壮，温和灸5~10分钟。

（二十五）素髎

取穴：在面部，当鼻尖的正中内。

主治：鼻塞，鼻衄，鼻流清涕，喘息不利，多涕衄血。

刺灸法：斜刺0.3~0.5寸或用三棱针点刺挤压出血；本穴禁灸。

（二十六）水沟

取穴：在面部，人中沟的上1/3与中1/3交点处。

主治：中风口噤，牙关不开，脑卒中，不省人事，癫痫，晕厥，昏迷，中暑，晕车，休克，急慢惊风，糖尿病。

刺灸法：向上斜刺0.2~0.3寸或用三棱针点刺出血；本穴一般不灸。

（二十七）兑端

取穴：在面部，当上唇的尖端，人中沟下端的皮肤与唇的移行部。

主治：癫痫吐沫，齿龈痛，消渴衄血，口噤鼓颔。

刺灸法：向上斜刺0.2~0.3寸，雀啄灸5~10分钟。

（二十八）龈交

取穴：在上唇内，唇系带与上齿龈的相接处。

主治：牙龈肿痛，口臭，齿衄，鼻渊，面赤颊肿，面部疮癣，癫狂，项强。

刺灸法：从上向下平刺，或向左右透刺0.2~0.3寸，或用三棱针点刺出血；本穴一般不灸。

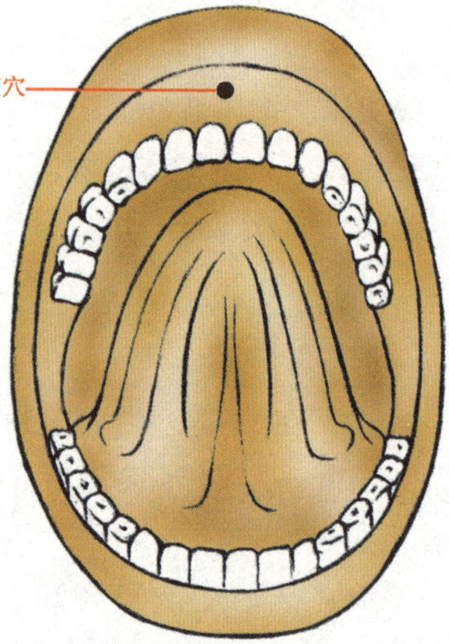

十五、经外奇穴

经外奇穴是指在十四经穴之外，具有固定名称、位置和主治作用的腧穴，简称奇穴。“奇”是相对于“常”而言的，即以十四经穴为常，它是指既有定名，又有定位，临床用之有效，但尚未纳入十四经系统的腧穴。

（一）四神聪

取穴：在头顶部，当百会前后左右各1寸，共四穴。

主治：头痛，眩晕，失眠，健忘，癫狂，痫证，偏瘫，脑卒中，偏瘫，耳聋，眼部疾患。

刺灸法：向外斜刺0.5~0.8寸；艾炷灸3~7壮，艾条灸5~15分钟。

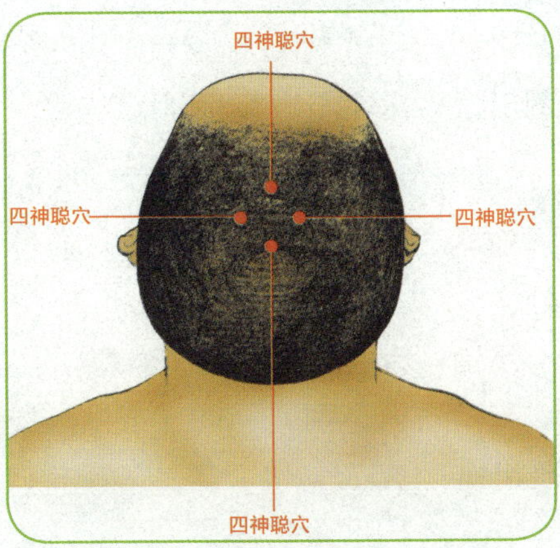

（二）当阳

取穴：在头顶部，当瞳孔直上，前发际上1寸。

主治：头痛，偏头痛，目赤肿痛，眩晕。

刺灸法：沿皮向外上刺0.5~0.8寸；可灸。

（三）印堂

取穴：在额部，当两眉头之中间。

主治：头痛，头晕，鼻渊，鼻衄，目赤肿痛，重舌，呕吐，产妇血晕，子痫，急、慢惊风，不寐，颜面疔疮以及三叉神经痛。

刺灸法：提捏局部皮肤，向下平刺0.3~0.5寸，或用三棱针点刺出血；温和灸5~10分钟或药物天灸。

（四）鱼腰

取穴：在额部，瞳孔直上，眉毛正中。

主治：目赤肿痛，目翳，眼睑瞤动，眼睑下垂，眉棱骨痛。

刺灸法：平刺0.3~0.5寸；本穴禁灸。

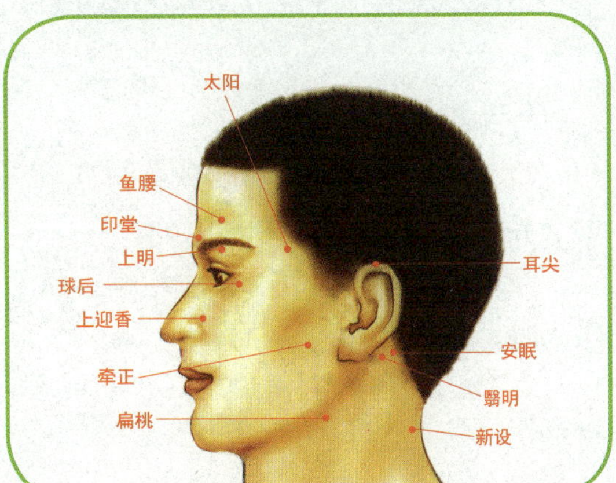

（五）太阳

取穴：在头部，当眉梢与目外眦之间，向后约1横指的凹陷处。

主治：头痛，目眩，面痛，眼部疾患，口眼歪斜，齿痛。

刺灸法：直刺或斜刺0.3~0.5寸或用三棱针点刺出血；本穴禁灸。

（六）耳尖

取穴：在耳郭的上方，当折耳向前，耳郭上方的尖端处。

主治：目赤肿痛，上目翳，偏正头痛，喉痹，麦粒肿。

刺灸法：直刺0.1~0.2寸或用三棱针点刺出血；艾条灸5~15分钟。

（七）球后

取穴：在面部，当眶下缘外1/4与内3/4交界处。

主治：神经炎，视神经萎缩，视网膜色素变性，青光眼，早期白内障，近视。

刺灸法：用押手将眼球推向后方，针尖沿眶下缘从外下向内上方，针身呈弧形沿眼球刺向视神经方向0.5~1.5寸；可灸。

（八）上迎香

取穴：在鼻孔，当鼻翼软骨与鼻甲的交界处，近鼻唇沟上端凹陷处。

主治：头痛，鼻塞，鼻中瘜肉，暴发火眼，迎风流泪。

刺灸法：向内上斜刺0.5~0.8寸；可灸。

（九）内迎香

取穴：在鼻孔，当鼻翼软骨与鼻甲的黏膜处。

主治：目赤肿痛，鼻疾，喉痹，热病，中暑，眩晕。

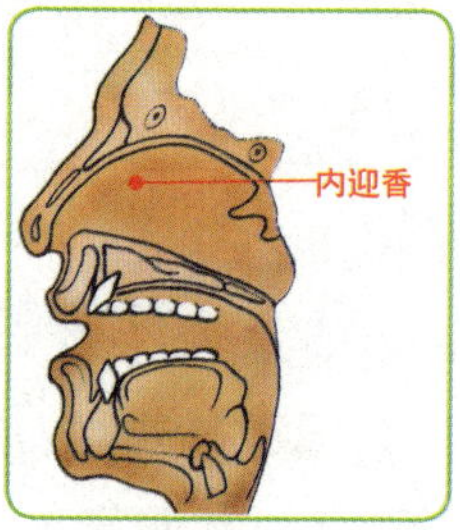

刺灸法：两指点按迎香5分钟，用三棱针点刺出血；本穴禁灸。

（十）聚泉

取穴：在口腔内，当舌背正中缝的中点处。

主治：舌强，舌缓，消渴，哮喘，咳嗽及味觉减退。

刺灸法：直刺0.1~0.2寸或用三棱针点刺出血；艾炷隔物灸3~5壮。

（十一）海泉

取穴：在口腔内，当舌下系带中点处。

主治：舌疾，口腔炎，喉痹。

刺灸法：直刺0.1~0.2寸或用三棱针点刺出血；本穴禁灸。

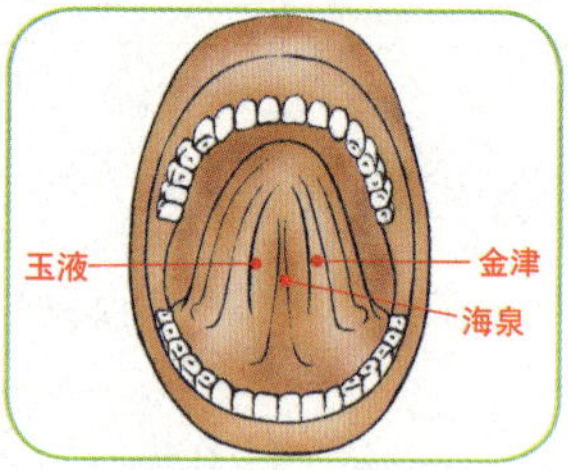

（十二）金津

取穴：在口腔内，当舌下系带左侧的静脉上。

主治：舌强，舌肿，口疮，消渴，喉痹。

刺灸法：用三棱针点刺出血或浅刺0.1~0.2寸；一般不灸。

（十三）玉液

取穴：在口腔内，当舌下系带右侧的静脉上。

主治：舌强，口疮，喉痹，失语。

刺灸法：用三棱针点刺出血或浅刺0.1~0.2寸；一般不灸。

（十四）翳明

取穴：在项部，当翳风后1寸。

主治：目疾，如近视，远视，雀目，青盲，早期白内障；头痛，眩晕，耳鸣，失眠，精神病。

刺灸法：向外斜刺0.5~0.8寸；艾炷灸3~7壮，艾条灸5~15分钟。

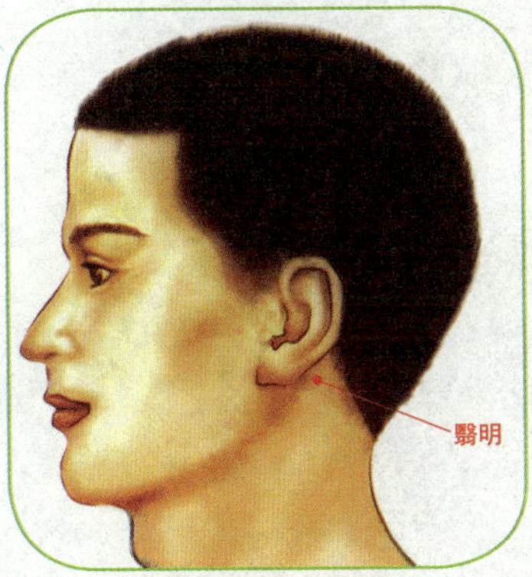

（十五）颈百劳

取穴：在项部，当大椎直上2寸，后正中线旁开1寸。

主治：骨蒸潮热，盗汗自汗，瘰疬，咳嗽，气喘，颈项强痛。

刺灸法：直刺0.5~0.8寸；艾炷灸3~7壮，艾条灸5~15分钟。

（十六）子宫

取穴：在下腹部，当脐中下4寸，中极旁开3寸。

主治：子宫脱垂，月经不调，痛经，崩漏，不孕，疝气，腰痛。

刺灸法：直刺0.8~1.2寸；艾炷灸3~7壮，艾条灸5~15分钟。

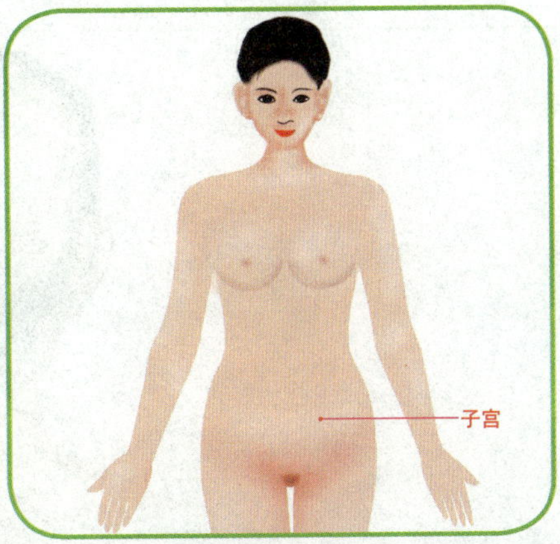

（十七）定喘

取穴：在背部，当第7颈椎棘突下，旁开0.5寸。

主治：哮喘，咳嗽，落枕，肩背痛，上肢疼痛不举，荨麻疹。

刺灸法：直刺或向内斜刺0.5~1.0寸；艾炷灸3~7壮，艾条灸5~15分钟。

（十八）夹脊

取穴：在背腰部，当第1胸椎至第5腰椎棘突下两侧，后正中线旁开0.5寸，一侧17穴。

主治：心、肺、胸部疾病，胃肠、脾、胆肝疾病，腰、肾脏疾病；

小腹部疾病。

刺灸法： 直刺0.3~0.5寸，或用梅花针叩刺；可灸。

（十九）胃脘下俞

取穴： 在背部，当第八胸椎棘突下，旁开1.5寸。

主治： 胃痛，胰腺炎，胸胁痛，消渴，咳嗽，咽干。

刺灸法： 向内斜刺0.3~0.5寸；艾炷灸3~7壮，艾条灸5~15分钟。

（二十）痞根

取穴： 在腰部，当第1腰椎棘突下，旁开3.5寸。

主治： 痞块，肝脾肿大，疝痛，腰痛，翻胃。

刺灸法： 直刺0.5~1.0寸；艾炷灸3~7壮，艾条灸5~15分钟。

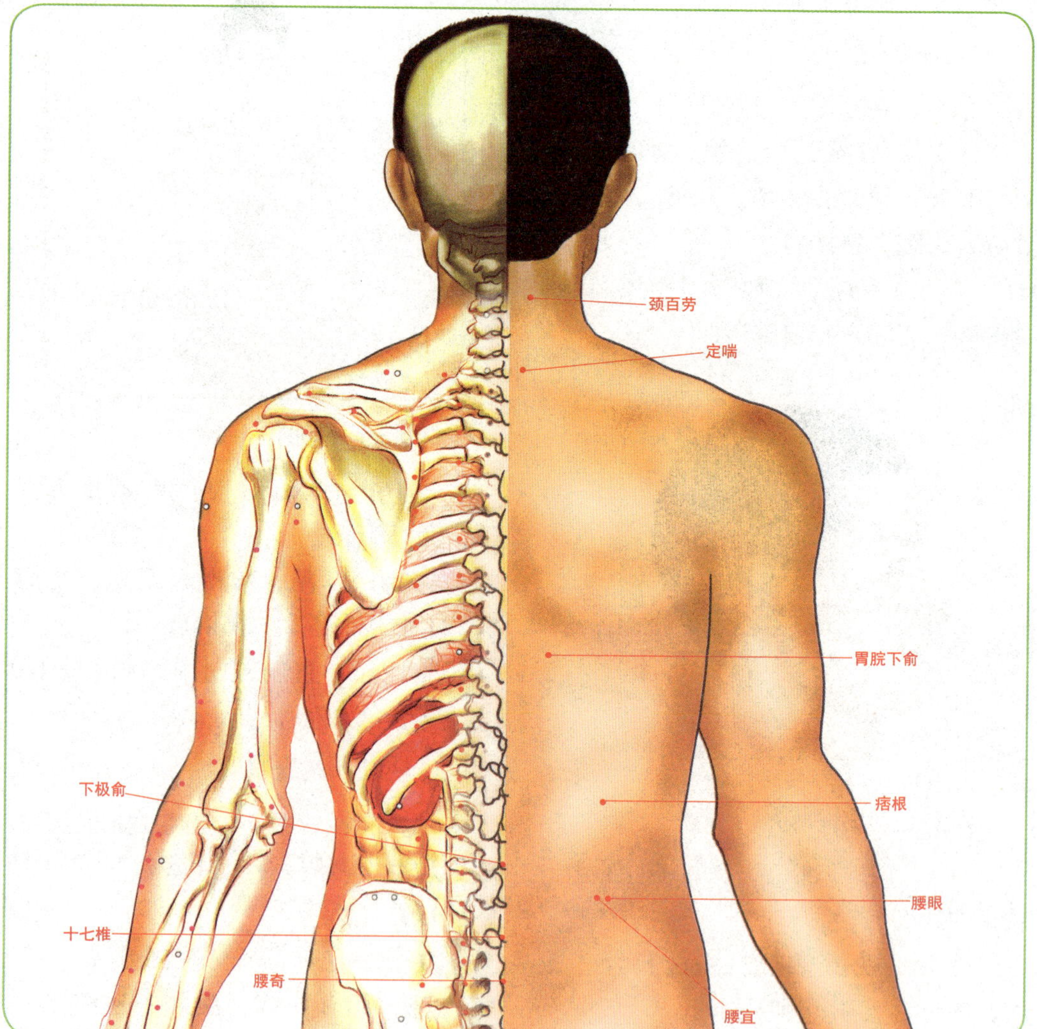

（二十一）下极俞

取穴：在腰部，第三椎腰棘突下，当后正中线上。

主治：腰痛，腹痛，腹泻，小便不利，遗尿，下肢痠痛，腹泻，小便不利，遗尿，下肢酸痛。

刺灸法：直刺0.5~1.0寸；艾炷灸3~7壮，艾条灸5~15分钟。

（二十二）腰宜

取穴：在腰部，当第4腰椎棘突下，旁开3寸。

主治：腰挫伤，腰腿痛，泌尿生殖疾患。

刺灸法：直刺1.0~1.2寸，或向脊柱方向平刺2.5~3寸；艾炷灸5~10壮，或艾条灸15~20分钟。

（二十三）腰眼

取穴：在腰部，当第4腰椎棘突下旁开约3.5寸凹陷中。

主治：腰痛，尿频，消渴，虚旁，羸瘦，妇科疾患。

刺灸法：直刺0.5~1.0寸；艾炷灸3~7壮，艾条灸5~15分钟。

（二十四）十七椎

取穴：在腰部，当后正中线上，第5腰椎棘突下。

主治：腰骶痛，腿痛，转胞，痛经，崩漏，遗尿。

刺灸法：直刺0.5~1.0寸；艾炷灸3~7壮，艾条灸5~15分钟。

（二十五）腰奇

取穴：在骶部，当尾骨端直上2寸，骶角之间凹陷中。

主治：癫痫，头痛，失眠，便秘。

刺灸法：向上平刺1.0~2.0寸；艾炷灸3~7壮，艾条灸5~15分钟。

（二十六）肘尖

取穴：在肘后部，屈肘，当尺骨鹰嘴的尖端。

主治：瘰疬，痈疽，疔疮，肠痈，霍乱。

刺灸法：浅刺0.1~0.3寸；艾炷灸3~5壮，艾条灸5~15分钟。

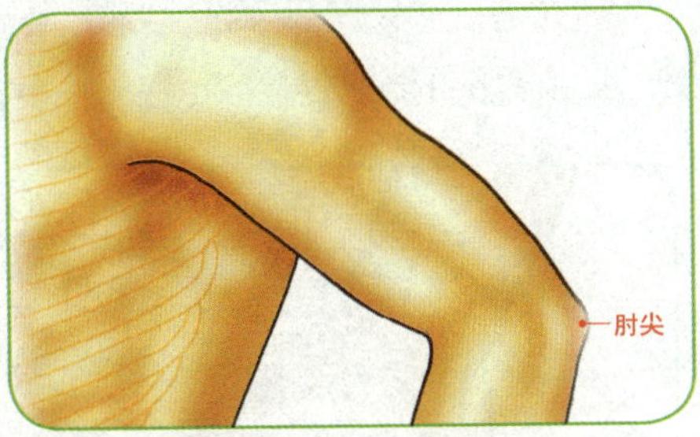

（二十七）二白

取穴：在前臂掌侧，腕横纹上4寸，桡侧腕屈肌腱的两侧，一侧两穴。

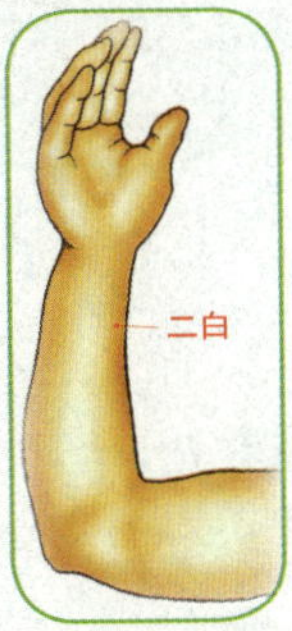

主治：痔疮，脱肛，前臂痛，胸胁痛。

刺灸法：直刺0.5~0.8寸；艾炷灸3~7壮，艾条灸5~15分钟。

（二十八）中泉

取穴：在腕背侧横纹中，当指总伸肌腱桡侧的凹陷处。

主治：胸胁胀满，咳嗽气喘，胃脘疼痛，心痛，唾血，目翳，掌中热，腹胀腹痛。

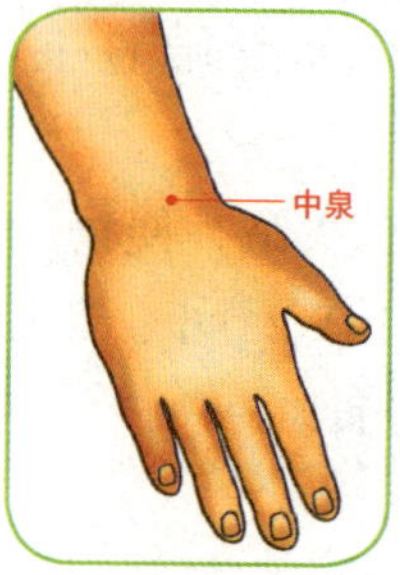

刺灸法：直刺0.3~0.5寸；艾炷灸3~7壮，艾条灸5~15分钟。

（二十九）中魁

取穴：在手指，中指背面，近侧指间关节的中点处。

主治：噎膈，翻胃，呕吐，呃逆，牙痛，鼻出血，白癜风。

刺灸法：不宜针刺；艾炷灸3~7壮，艾条灸5~15分钟。

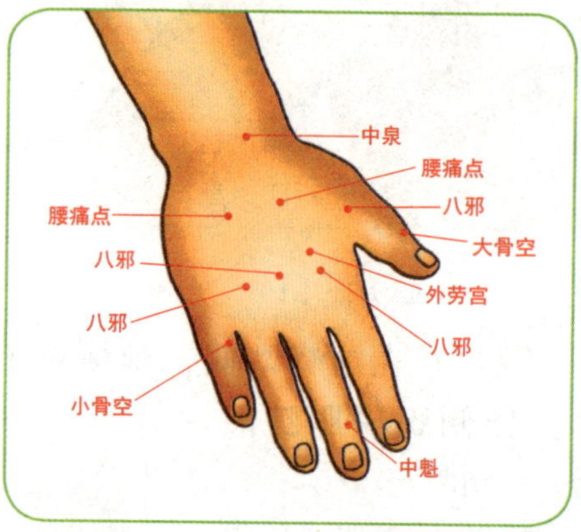

（三十）大骨空

取穴：在拇指背侧指间关节的中点处。

主治：目痛，目翳，内障，吐泻，衄血。

刺灸法：直刺约0.1寸；艾炷灸3~7壮，艾条灸5~15分钟。

（三十一）小骨空

取穴：在小指背侧近侧指间关节的中点处。

主治：目赤肿痛，目翳，喉痛，指关节痛。

刺灸法：不宜针刺；艾炷灸3~7壮，艾条灸5~15分钟。

（三十二）腰痛点

取穴：在手背侧，当第二、三掌骨及第四、五掌骨之间，当腕横纹与掌指关节校点处，一侧两穴。

主治：急性腰扭伤，头痛，痰壅气促，小儿急、慢惊风，手背红肿疼痛。

刺灸法：直刺0.3~0.5寸；可灸。

（三十三）外劳宫

取穴：在手背侧，第2、3掌骨之间，掌指关节后0.5寸。

主治：手背红肿，手指麻木，落枕，五指不能屈伸，小儿消化不良，脐风以及颈椎综合征。

刺灸法：直刺0.5~0.8寸；艾炷灸3~7壮，艾条灸5~15分钟。

（三十四）八邪

取穴：在手背侧，微握拳，第1~5指间，指蹼缘后方赤白肉际处，左右共8穴。

主治：手背肿痛，手指麻木，头项强痛，咽痛，齿痛，目痛，烦热，毒蛇咬伤。

刺灸法：向掌骨间斜刺0.5~0.8寸或

用三棱针点刺出血；艾炷灸3~7壮，艾条灸5~15分钟。

（三十五）四缝

取穴：在手指，第2~5指掌面侧，近端指关节的中点，一侧4穴。

主治：疳积，百日咳，肠虫症，小儿腹泻，咳嗽气喘。

刺灸法：直刺0.1~0.2寸，挤少量黄白色透明样黏液或出血。

（三十六）十宣

取穴：在手指，十指尖端，距指甲游离缘0.1寸，左右共10穴。

主治：昏迷，晕厥，中暑，热病，小儿惊厥，咽喉肿痛，指端麻木。

刺灸法：直刺0.1~0.2寸或用三棱针点刺出血；艾炷灸3~7壮，艾条灸5~15分钟。

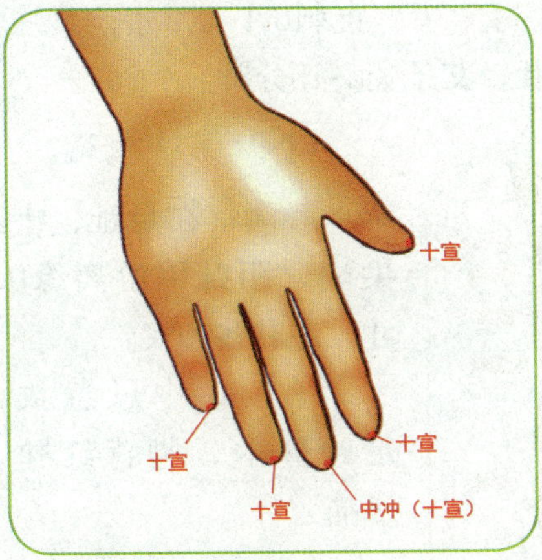

（三十七）髋骨

取穴：在大腿前面下部，当梁丘两旁各1.5寸，一侧两穴。

主治：鹤膝风，膝关节炎、下肢痿痹瘫。

刺灸法：直刺0.5~0.8寸；艾炷灸3~7壮，艾条灸5~15分钟。

（三十八）鹤顶

取穴：在膝上部，髌底的中点上方凹陷处。

主治：膝关节酸痛，腿足无力，鹤膝风，脚气。

刺灸法：直刺0.5~0.8寸；艾炷灸3~7壮，艾条灸5~15分钟。

（三十九）百虫窝

取穴：在大腿内侧，髌底内侧端上3寸，即血海上1寸。

主治：皮肤瘙痒，风疹块，下部生疮，蛔虫病。

刺灸法：直刺0.5~1.0寸；艾炷灸3~7壮，艾条灸5~15分钟。

（四十）内膝眼

取穴：在膝部，髌韧带内侧凹陷处中央，与犊鼻内外相对。

主治：膝关节周围炎、下肢运动障碍。

刺灸法：从前向后外与额状面成45度角斜刺0.5~1.0寸；艾炷灸3~7壮，艾条灸5~15分钟；艾炷灸3~7壮，艾条灸5~15分钟。

（四十一）膝眼

取穴：屈膝，在髌韧带两侧凹陷处，在内侧的称内膝眼，在外侧的称外膝眼（犊鼻）。

主治：膝关节肿痛，鹤膝风，脚气，腿痛。

刺灸法： 斜刺0.5~1.0寸；艾炷灸3~7壮，艾条灸5~15分钟。

（四十二）胆囊

取穴： 在小腿外侧上部，当腓骨小头前下方凹陷处（阳陵泉）直下2寸。

主治： 急、慢性胆囊炎，胆石症，胆管蛔虫症，胆绞痛，胁痛，下肢萎痹。

刺灸法： 直刺1.0~1.5寸；艾炷灸3~7壮，艾条灸5~15分钟。

（四十三）阑尾

取穴： 在小腿前侧上部，当犊鼻下5寸，胫骨前缘旁开一横指。

主治： 急、慢性阑尾炎，胃脘疼痛，消化不良，下肢萎痹。

刺灸法： 直刺1.0~1.5寸；艾炷灸3~7壮，艾条灸5~15分钟。

（四十四）内踝尖

取穴： 在足内侧面，内踝的凸起处。

主治： 牙痛，扁桃体炎，足内侧缘痉挛。

刺灸法： 用三棱针点刺放血；艾炷灸3~7壮，艾条灸5~15分钟。

（四十五）外踝尖

取穴： 在足外侧面，外踝的凸起处。

主治： 牙痛，脚气，偏瘫。

刺灸法： 用三棱针点刺放血；艾炷灸3~7壮，艾条灸5~15分钟。

（四十六）八风

取穴： 在足背侧，第1~5趾间，趾蹼缘后方赤白肉际处，一侧4穴，左右共8穴。

主治： 足跗肿痛，脚弱无力，头痛，牙痛，疟疾，毒蛇咬伤，足趾青紫症，月经不调。

刺灸法： 斜刺0.5~0.8寸，或用三棱针点刺出血；可灸。

（四十七）独阴

取穴： 在足底，第二趾的跖侧远侧趾间关节的中点。

主治： 卒心痛，胸胁痛，呕吐，吐血，死胎，胞衣不下，月经不调，疝气。

刺灸法： 直刺0.1~0.2寸；艾炷灸3~7壮，艾条灸5~15分钟。

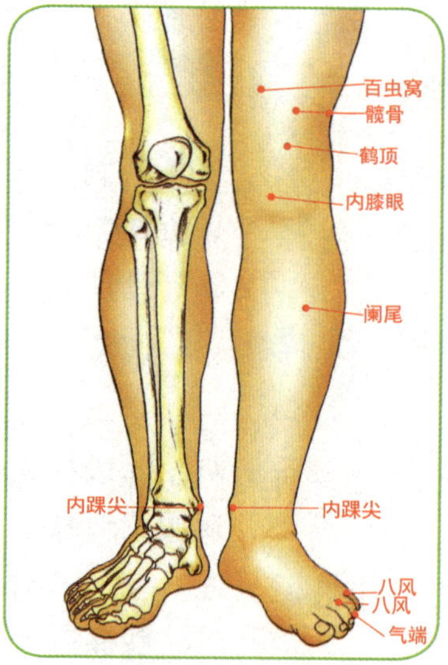

（四十八）气端

取穴： 在足趾，十趾尖端，距趾甲游离缘0.1寸，左右共10穴。

主治： 中风急救，足趾麻木，脚背红肿、疼痛。

刺灸法： 直刺0.1~0.2寸；艾炷灸3~7壮，艾条灸5~15分钟。

第四章

针灸治疗常见病

ZHEN JIU ZHI LIAO CHANG JIAN BING

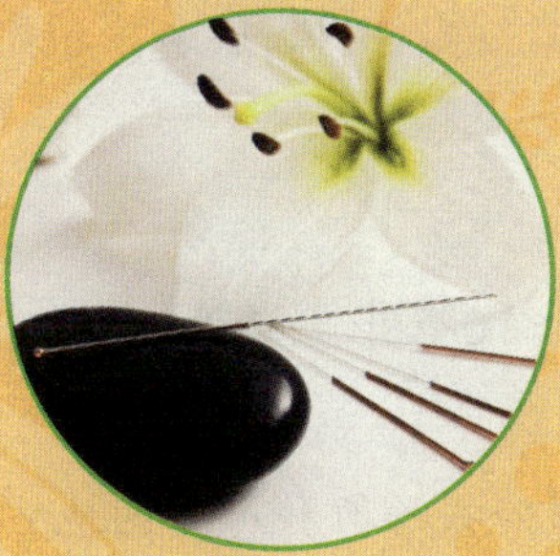

一、针灸疗法治疗感冒

感冒是由病毒引起的常见呼吸道传染疾病，俗称“伤风”，一年四季均可发生。中医分为风寒感冒、风热感冒和暑湿感冒三种。

临床表现为鼻子不通气、流清鼻涕、打喷嚏、咽部发干并伴有痒痒的感觉等，经常伴随着声音嘶哑、咳嗽、胸闷、头痛、全身酸痛、没有力气、感觉疲劳、食欲不振等。一般有轻度发热，也可能不发热。

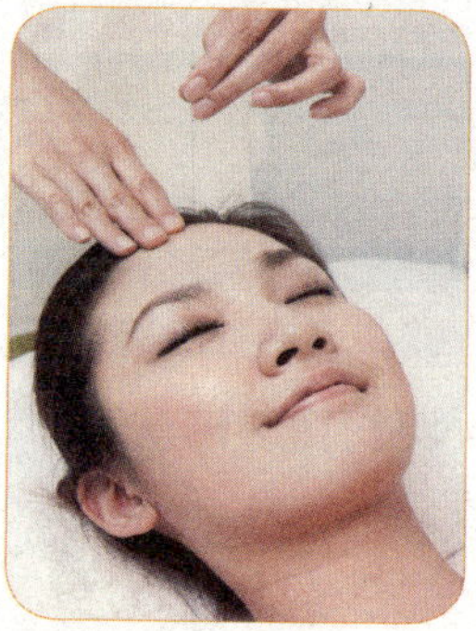

在中医里，感冒是外感风邪为主的四时不正之气，或间夹时疫之气所引起的一种外感发热性疾病。感冒一年四季都能发生，尤其在秋末、春初变化无常，更容易得病。

（一）针刺

风寒性感冒：主穴为风池、列缺、合谷。加迎香可治鼻塞；加攒竹、太阳可治头痛。

风热性感冒：主穴为风池、曲池、外关、大椎、合谷。加少商点刺、放血可治咽痛；加天突、丰隆可治咳嗽痰黏等。

暑湿性感冒：主穴为风池、风池、合谷。加四神聪、太阳可治头胀痛；加内关、足三里可治呕恶症。

（二）艾卷温和灸

取穴：风池、大椎、曲池、外关穴。

操作：按照艾条温和灸法常规操作进行施灸。每次每穴灸3~5分钟，每日1~2次。

（三）艾炷隔姜灸

取穴：风池、风门、肺俞、列缺、合谷穴。

操作：按照艾炷隔姜灸法常规操作进行施灸。每次每穴灸5~7壮，每日1~2次。

注意事项

(1)每立方米空间用食醋5~10毫升，稀释1~2倍后加热。熏蒸，每次2小时，1~2天1次，有预防作用。

(2)在感冒多发季节，少到公共场所和人多的地方去。平时要注意冷暖，积极锻炼身体，增加抗病能力，减少感冒发生的机会。

(3)感冒期间要多喝开水，饮食宜清淡，少吃肥腻的食品，可服用葱姜红糖汤：葱白（连须）3~7条，生姜3~5片，浓煎后加红糖适量。热服取汗。

二、针灸疗法治疗发热

发热是指体温升高超过正常范围。一般认为，正常健康人的体温保持在36.2～37.2℃，当口温超过37.3℃、肛温超过37.6℃、腋温超过37.2℃时，说明已有发热。根据发热的高低可分为以下几种：低热是指体温在37.4～38℃，中等热度是指体温在38.1～39℃之间，高热是指体温超过39.1℃。

发热在内科诊疗中是病因最繁杂者，发热病情发展变化不一，一旦出现高热极有可能危及生命，故发热病因不明者不可随意用药，应慎之，及时就医。

外感发热即平时因伤风受凉受热引起的发热，起病急，多表现的热势较高，并伴有感冒症状。

虚热则是因患者体质虚弱，身体总的调节功能紊乱而出现以低热或自觉发热为主，且发作不定时，病程长。

（一）针刺

成人发烧：大椎、风池、肩井、外关、合谷、曲池穴。操作：针用泻法。

小儿发烧：主穴：大椎、十二井、十宣、曲池、合谷。风热配鱼际、外关；肺热配少商、尺泽;气分热盛配内庭、厉兑；热人营血配中冲、内关。针用泻法，大椎、十宣、井穴可点刺出血。

（二）饮食宜忌

(1)把牛奶全换成羊奶。

(2)多补充维生素，吃维生素C，比如鲜果汁。

(3)只吃流食，吃米粥，喝米汤。

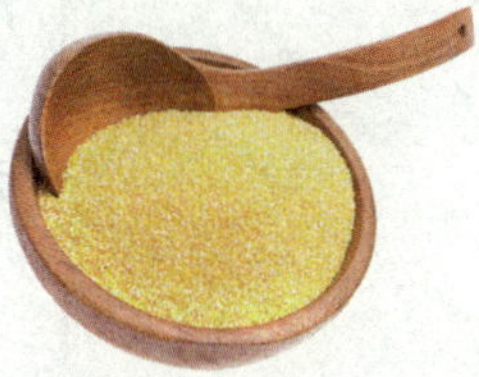

三、针灸疗法治疗偏头痛

偏头痛是最常见的头痛，表现为反复的额、颞、眼眶部局限于一侧的疼痛。疼痛可表现为剧烈跳动，钻痛、胀裂痛，可持续数小时至数天。导致本病的原因很多，但往往与疲劳，情绪紧张，焦虑、急躁，睡眠不佳，月经期有关。

中医认为，其病因不外乎是外感六淫,情志失调,房劳过度而致。

（一）针刺

取穴：列缺、百会、太阳、风池穴。

操作：毫针泻法。

（二）艾条灸

取穴：阿是穴。

操作：灸（将艾条点燃，熏烤）头部左侧阿是穴（酸痛点），边灸边揉，至不痛为止，每个阿是穴每天灸一遍。

（三）悬灸法

取穴：头维、百会、至阳、率谷、风池、肝俞、阴陵泉、足三里穴。

操作：单点温灸，率谷、风池、百会、头维穴；每处穴位依次进行回旋、雀啄、往返、温和灸四步法施灸操作：先行回旋灸2分钟温热局部气血，继以雀啄灸1分钟加强敏化，循经往返灸2分钟激发经气，再施以温和灸发动感传、开通经络。

（四）温灸罐

取穴：阴陵泉、足三里穴。

操作：按照温灸罐常规操作进行施灸。每穴灸1壮，每日1次。

（五）艾炷直接灸

取穴：百会、太阳、头维、上星、列缺、合谷、风池、风门、阿是穴。

操作：按照艾炷灸法常规操作进行施灸。每次每穴3~5壮，每日1次。

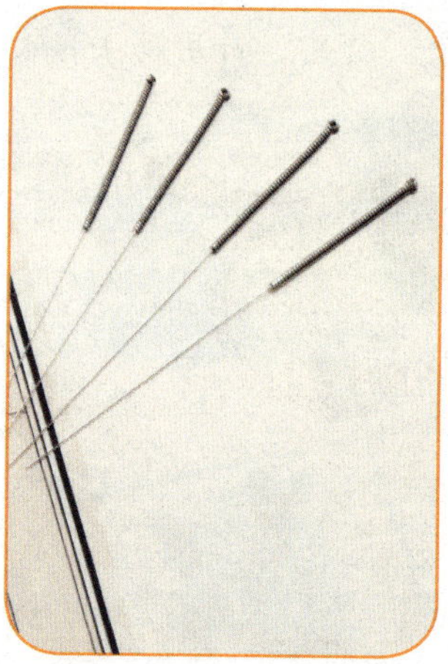

（六）艾炷隔姜灸

取穴：百会、太阳、头维、上星、列缺、合谷、风池、风门、阿是穴。

操作：按照艾炷隔姜灸常规操作进行施灸。每次每穴5~10壮，每日1次。

（七）艾卷温和灸

取穴：百会、太阳、头维、上星、列缺、合谷、肾俞、太溪、阿是穴。

操作：按照艾卷温和灸法常规操作进行施灸。每穴20分钟。

注意事项

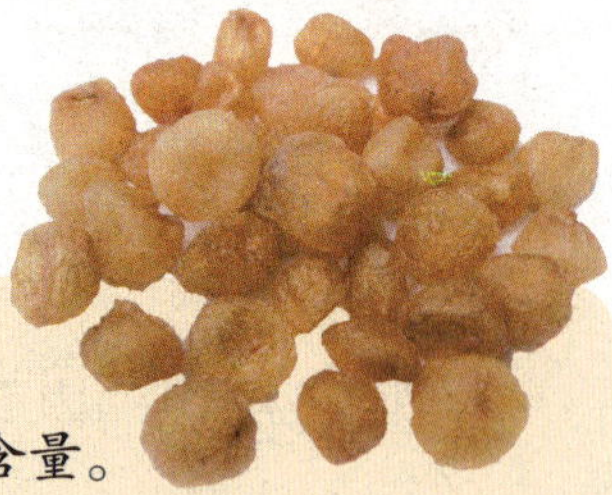

(1)勿食过量咖啡，过凉的冰淇淋，勿饮酒过多。

(2)多吃些含镁丰富的蔬菜、水果，增加大脑中的镁含量。

(3)尽量避免过度劳累和忧虑、焦虑等情绪，保证良好的睡眠。

(4)注意个人卫生，防止感染，如有牙科疾病，应首先治疗牙病。

四、针灸疗法治疗肺炎

肺炎是由肺炎双球菌感染所致，常因外感风邪，劳倦过度，导致肺失宣降，痰热郁阻而发病。临床表现的特点为：起病急，寒战、高热，咳嗽，咳痰，胸痛，气急，呼吸困难，发绀，恶心、呕吐，食欲不振等。根据发作时特点及伴随症状的不同，一般分为痰热郁肺及风热犯肺两型。

（一）针刺

主穴：中府、巨骨、肺俞、风门穴。

配穴：高热加大椎、曲池；胸痛加内关；腹胀加足三里穴。

操作：主穴先以1寸毫针，平补平泻施捻转手法约1分钟，再用大号火罐在双侧肺俞、风门两穴拔罐，将针罩在罐内，停留10～15分钟，以皮肤高肿、红紫或针眼渗出少量水液为佳。配穴仅针刺，用泻法。一般每日针1次，重者每日2次。

（二）雀啄灸

主穴：大椎、肺俞、定喘、膻中、合谷、曲池穴。

配穴：早期：风寒加列缺、外关；风热加尺泽、孔最；湿热加丰隆、阴陵泉。中期：阳明腑实加上巨虚、陷谷、腹结；高热惊厥加人中、十宣。后期：气虚加足三里、百会、胃阴虚加章门、三阴交。

操作：雀啄灸，每次选3~5穴，每穴灸5~10分钟。

注意事项

(1)应充分休息，室内空气流通，保持适当的温度和湿度。

(2)饮食易消化，鼓励饮水，以保证营养和水分。

(3)注意口鼻清洁，经常翻身。

(4)呼吸困难者给予吸氧，烦躁不安者给镇静剂，咳剧者加用止咳剂。

(5)重症肺炎应积极配合其他中西医疗法。

五、针灸疗法治疗肺结核

肺结核病是由结核分支杆菌引起的肺部慢性传染病。典型肺结核起病缓慢，病程较长，有全身性感染中毒症状，如午后低热、潮热、盗汗、消瘦、乏力等；有肺部组织受损后引起的咳嗽、咯血、胸痛、呼吸短促等症状。

开放性肺结核病人是主要的传染源。病人咳嗽、喷嚏、讲话等喷射出来的细小飞沫，被吸入而在肺泡内沉积，当结核菌接触到易感的肺泡组织，即在其中生长繁殖造成感染。

本病属中医学“肺痨”“肺疳”等范畴。中医认为正气亏耗为内因，外受“痨虫”感染而致。

（一）针刺

（1）主穴：心俞、肺俞、内关、足三里、三阴交、太渊、太溪穴。

（2）主穴：肺俞、大椎、孔最、结核穴。

（3）主穴：肺俞、风门、肝俞、膏肓俞、肾俞、中脘、足三里穴。

配穴：阴虚加太溪、三阴交；阳虚加关元、膻中；咯血加百劳、列缺、手五里；盗汗加复溜、谚譆、阴郄；潮热加间使、鱼际；心烦失眠加神门；便溏加天枢；食欲不振加中脘、公孙。

操作：以平补平泻法持续运针两分钟。

（二）艾炷灸

取穴：肺俞、膏肓、大椎、关元、脾俞、肾俞穴。

操作：按照艾炷灸法常规进行施术。每次每穴3～5壮，隔日1次。

（三）瘢痕灸

取穴：肺俞、膏肓、大椎、阴郄、足三里、涌泉穴。

操作：按艾炷瘢痕灸法常规施术，每次选3个穴位，每穴灸7～10壮。

（四）艾卷灸

取穴：肺俞、膏肓、大椎、阴郄、足三里、涌泉穴。

操作：按艾卷温盒灸法常规施术。每次选3个穴，每穴每次灸15～20分钟，每日或隔日灸治1次，10次为1个疗程，疗程间隔7～10天。

（五）隔物灸

取穴：肺俞、膏肓、大椎、阴郄、足三里、涌泉、腰眼、关元、肾俞穴。

操作：按艾炷隔姜灸法常规操作。每次选用1～3个穴位，每穴每次灸3～10壮，每日或隔日灸治1次，10次为1个疗程，疗程间隔7～10天。

（六）敷灸

取穴：风门、肺俞、心俞、膏肓俞穴。

操作：白芥子适量，炒黄，研细成末，用米醋调成糊状。取白芥子膏2克，摊于直径3～4厘米的膏药中心，贴敷穴位上，每次选1对穴，诸穴交替贴敷。一般贴1～3小时，局部有烧灼感即取下，当时局部皮肤发红、发痒，继而可能出现小水泡，每对穴5天贴敷1次，共治疗3个月。

（七）灯火灸

取穴：肺俞、膏肓、足三里、尺泽穴。

操作：采用阴灯灼灸法，每天施灸1次，20天为1个疗程。

（八）饮食宜忌

⑴多摄入含优质蛋白质高的食物，应多吃瘦肉、鱼、虾、蛋类及豆制品等。

⑵多食含钙丰富的食物，应多吃牛奶、奶制品、骨头汤、贝类食物和豆制品等。

⑶适当增加维生素的摄入，应多吃新鲜蔬菜、水果、鱼虾、动物内脏和蛋类。

⑷经常食用富铁食品，应多吃动物肝脏、瘦肉、蛋黄、绿叶蔬菜、食用菌等。

⑷忌食用无鳞类和不新鲜的海鱼、淡水鱼。

⑹注意饮食调配，提倡食物多样，荤素搭配，做到色、香、味俱全，营养全面。

六、针灸疗法治疗慢性支气管炎

慢性支气管炎是以长期反复发作的咳嗽、咯痰、或伴有喘息为主要临床表现的呼吸系统常见病。大致可分为两种类型：以咳嗽、咯痰为主的，叫单纯性支气管炎；除痰咳外，又伴有哮喘者，称为喘息支气管炎。如咳嗽频繁，有黄脓痰或白稠黏痰并伴有发热现象，应考虑继发感染；而兼有气喘、气短的患者，应考虑合并有肺气肿。究其原因，多由饮食起居等多方面的原因，逐渐引起肺脾肾虚弱而致。

（一）针刺

主穴：肺俞、风门、列缺、天突穴。

配穴：外感咳嗽伴发热配合谷、大椎。内伤咳嗽痰多配丰隆、足三里;气急、喘、咯血配尺泽、孔最。

操作：天突穴针从气管前、胸骨柄后刺入，反复捻转以加强针感，有降气、平喘作用，肺俞、风门、列缺均能宣肺降气，可随证选穴。针刺肺俞及其邻近穴，可使气道阻力减低，通气功能得到改善。外感咳嗽伴发热，取合谷、大椎以解表清热；兼有怕冷，背部疼痛者，可在上背部穴加拔火罐。丰隆为治痰之效穴，配足三里以健运脾胃而治痰湿。

（二）艾卷温和灸（1）

取穴：肺俞、膻中、脾俞、膏肓俞穴。

配穴：肾虚者加志室；气虚者加足三里。

操作：用艾条配合灸盒做温和灸，每穴每次15~20分钟，7日1个疗程，中间间隔2~3天。

（三）艾卷温和灸（2）

取穴：肺俞、定喘、合谷、足三里穴。

操作：用艾条配合灸盒做温和灸，每穴每次15~20分钟，7日1个疗程，中间间隔2~3天。

注意事项

(1)戒烟。

(2)注意保暖，在气候变冷的季节，患者要注意保暖，避免受凉。

(3)加强锻炼，适当的体育锻炼，以提高机体的免疫能力和心、肺的贮备能力。

(4)预防感冒，注意个人保护，预防感冒发生。

(5)做好环境保护，避免烟雾、粉尘和刺激性气体对呼吸道的影响，以免诱发慢性支气管炎。

七、针灸疗法治疗支气管哮喘

支气管哮喘是由多种细胞特别是肥大细胞、嗜酸性粒细胞和T淋巴细胞参与的慢性气道炎症；在易感者中此种炎症可引起反复发作的喘息、气促、胸闷和咳嗽等症状。

中医认为肺为气之主，肾为气之根。当哮喘病发作时，肺道不能主气，肾虚不能纳气，则气逆于上，而发于喘急。脾为生化之源，脾虚生痰，痰阻气道，故见喘咳，气短。因此，哮喘病是肾、肺、脾，三虚之症。

（一）针刺

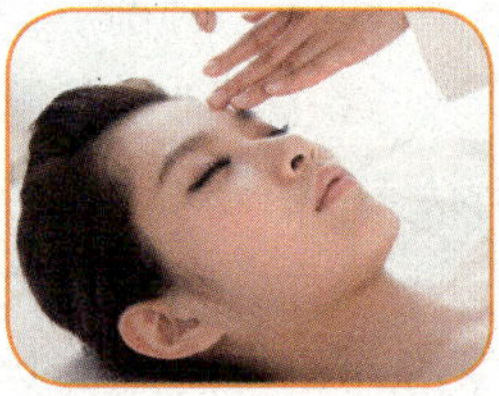

主穴：鱼际、肺俞、大椎、定喘、列缺穴。

配穴：风门、膻中、内关、过敏点。

过敏点位置：指按压有明显胀痛点。主要分布于躯干部，上肢次之，下肢较少，多位于经脉线上，但不一定在穴位上。

操作：每次取主穴为主，酌加配穴。先针鱼际，继针其他穴位。鱼际，每次取一侧，进针1寸，刺时针尖向掌心斜刺，泻法，用强刺激，留针20~30分钟，每隔5分钟运针一次。肺俞，直刺5分。大椎直刺1.0~1.3寸，施以提插捻转平补平泻法，留针15分钟后取针，予以艾卷温灸或拔罐。余穴均用泻法，中强刺激，留针情况同鱼际（过敏点针法与体穴相同）。发作期每日1~2次，喘平后每日或隔日1次以巩固疗效。

（二）艾卷温和灸

取穴：肺俞、膏肓、关元、神阙、足三里穴。

操作：灸时最好用手持艾条，而不用灸盒、灸架或其他器具。肺俞、膏肓穴每次每穴40分钟，关元、神阙每次每穴15分钟。

（三）艾炷灸

取穴：肺俞、少商穴。

操作：首先取艾炷为花生米大小点燃，放于肺俞穴上，燃至不能耐受的热度，换炷续灸，以局部皮肤潮红为度。（若温热感达到胸部，觉气息通畅；或温热感达到四肢，足底出冷汗，则效果较好。）然后用艾炷灸双侧少商穴3～5壮，直接灸。每天1次，10次为1个疗程。连用1～2个疗程。

（四）饮食宜忌

⑴饮食宜清淡，少刺激，不宜过饱、过咸、过甜，忌生冷、酒、辛辣等刺激性食物。

⑵宜多食植物性大豆蛋白，如豆类及豆制品等。

⑶饮食要保证各种营养素的充足和平衡，特别应增加抗氧化营养素如β-胡萝卜素、维生素C、E及微量元素硒等。

⑷经常吃食用菌类能调节免疫功能，如香菇、蘑菇含香菇多糖、蘑菇多糖，可以增强人体抵抗力。

八、针灸疗法治疗慢性胃炎

慢性胃炎是指不同原因引起的各种慢性胃黏膜性病变，是临床常见病之一。

本病没有特异性临床症状，一般只表现为长期中上腹部饱胀、钝痛、嗳气，可有食欲不振、反酸、食后饱胀或疼痛加重等症状，严重者可伴有恶心、呕吐、消瘦等。

慢性胃炎是最常见的胃病，属中医学“胃脘痛”“痞满”“吞酸”“嘈杂”“纳呆”等病范畴。中医认为，慢性胃炎多因长期情志不遂，饮食不节，劳逸失常，导致肝气郁结，脾失健运，胃脘失和，日久中气亏虚，从而引发种种症状。

（一）针刺

主穴：足三里穴。

配穴：脾胃不和型加期门、内关；脾胃虚弱型加脾俞、胃俞；胃阴不足型加幽门、三阴交、章门穴。

操作：主穴每次必取，配穴据型选用。脾胃不和者，用捻转提插平补平泻法，留针15～20分钟。脾胃虚弱，先施以紧按慢提补法，然后在针柄上插以2毫米长之艾条温针，留针约30分钟脾胃虚寒，行烧山火补法(即三进一退，徐进疾出，反复多次，直至产生热感，要求插针时重而快，提针时轻而慢)，留针15分钟，再隔姜灸3～7壮；胃阴不足，施以平补平泻法，留针30分钟。每日或隔日1次；10次为一疗程，疗程间隔5～7天。

（二）艾条温和灸

取穴：中脘、胃俞、脾俞、足三里、梁门穴。

操作：采用艾条温和灸法施灸。每天治疗1次，每次5~10分钟，以皮肤潮红为度。

（三）着肤灸

主穴：中脘、胃俞、足三里、上腹部阿是穴。

配穴：脾胃虚弱加脾俞；肝气或肝火犯胃加行间；务瘀胃络加膈俞。

操作：按照着肤灸常规进行施灸，每次3~5穴，每日灸1次，每穴5壮，每10天为1个疗程，可在任脉腹部循行线上行火龙灸。

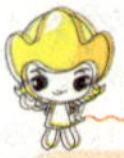

注意事项

(1)饮食规律、少食多餐、软食为主。

(2)应细嚼慢咽，忌暴饮暴食。

(3)避免刺激性食物，忌烟戒酒、少饮浓茶咖啡及进食辛辣、过热和粗糙食物。

(4)胃酸过低和有胆汁反流者，宜多吃瘦肉、禽肉、鱼、奶类等高蛋白低脂肪饮食。

(5)缓解精神紧张，保持情绪乐观。

(6)注意劳逸结合，适当锻炼身体。

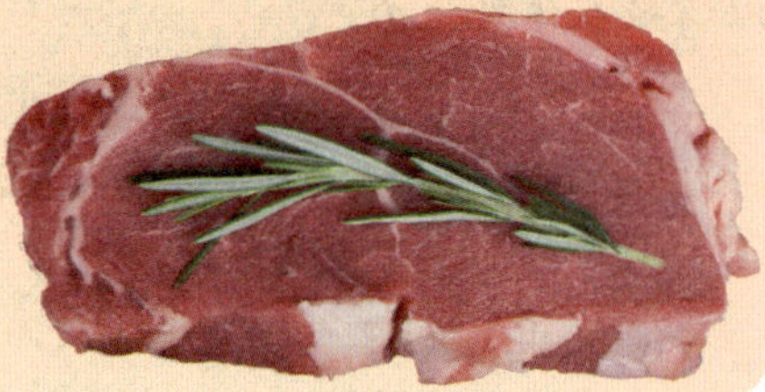

九、针灸疗法治疗胃痛

胃痛又称胃脘痛。是以胃脘部近心窝处经常疼痛为主症。引起本病的主要原因有饮食失调、情志刺激、劳累受寒、脾胃不健等。多见于急、慢性胃炎、胃及十二指肠溃疡、胃痉挛、胃神经官能症、胃黏膜脱垂。

（一）针刺

主穴：足三里、内关、中脘穴。

配穴：寒邪犯胃者，加胃俞；饮食停滞者，加下脘、梁门；肝气犯胃者，加太冲；气滞血瘀者，加膈俞；脾胃虚寒者，加气海、关元、脾俞、胃俞；胃阴不足者，加三阴交、内庭。

操作： 足三里用平补平泻法，疼痛发作时，持续行针1～3分钟，直到痛止或缓解。内关、中脘均用泻法。寒气凝滞、脾胃虚寒者，可用灸法。

（二）艾炷灸

取穴： 足三里、中脘、胃俞、脾俞穴。

操作： 按艾炷灸法常规操作。每穴灸5～7壮，隔日1次，10次为1疗程。

（三）艾卷灸

取穴： 中脘、胃俞、脾俞、梁门、足三里穴。

操作： 按艾卷温和灸法操作。每穴每次灸10～15分钟。每日灸1～2次，7日为1疗程。

（四）温灸

取穴： 上脘、中脘、天枢、神阙、脾俞、胃俞、足三里、关元穴。

操作： 按温和灸法常规施术。每天选2～4穴。每次灸治15～20分钟，每天灸治1次。

（五）隔物灸

取穴： 中脘、天枢、气海、内关、足三里、神阙穴。

操作： 按艾炷隔姜灸常规施术，每次选用2～4个穴位，每穴每次施灸5～7壮，艾炷如枣核大，每日灸治1～2次，5～10次为1个疗程。

（六）灯火灸

取穴： 中脘、内关、大陵、期门、足三里穴。

操作： 按明灯爆灸法施灸。每穴灸1壮，每天施灸1次，5～7天为1个疗程。

（七）敷灸

取穴： 胃俞、商门、梁丘、阿是穴。

操作： 每次选1～2穴用大蒜加红糖少许捣烂，敷于穴上，局部发红或有灼热感时去掉，10次为1疗程。

（八）食疗小验方

(1)莲子粥： 莲子30克，大米100克。按常法煮粥，每天使用，连续服1个月。适用于脾胃虚弱者食用。

(2)银耳红枣粥： 银耳20克，红枣10克，糯米150克。按常法煮粥。适用于脾胃虚弱导致的胃痛患者。

十、针灸疗法治疗呕吐

呕吐是指胃内容物或一部分小肠内容物通过食管逆流出口腔的一种复杂的反射动作，呕吐可将有害物质从胃排出从而起保护作用，但持久而剧烈的呕吐可引起电解质紊乱。

呕吐是临床常见症状。恶心，常为呕吐的前驱感觉，也可单独出现。表现上腹部特殊不适感，常伴有头晕、流涎、脉缓、血压降低等，迷走神经兴奋症状。

（一）针刺——风热呕吐

主穴：风池、外关、中脘穴。

配穴：大椎穴。

操作：毫针刺，平补平泻。

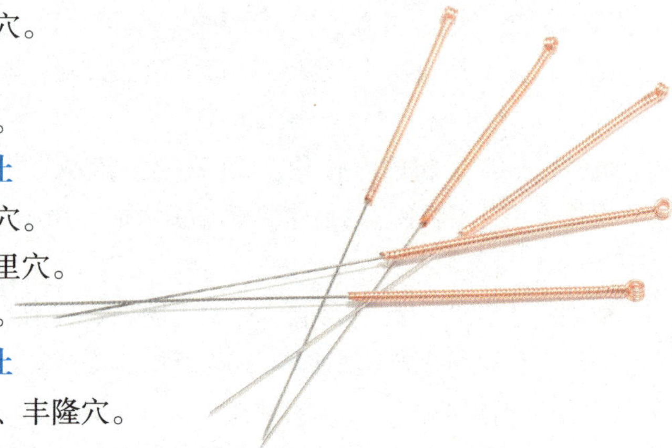

（二）针刺——暑性呕吐

主穴：大椎、外关、合谷穴。

配穴：内关、天枢、足三里穴。

操作：毫针刺，平补平泻。

（三）针刺——湿性呕吐

主穴：大椎、膻中、中脘、丰隆穴。

配穴：脾俞、膀胱俞穴。

操作：毫针刺，平补平泻。

（四）针刺——火性呕吐

主穴：合谷、内关、厉兑穴。

配穴：金津、玉液、神门穴。

操作：毫针刺，平补平泻。

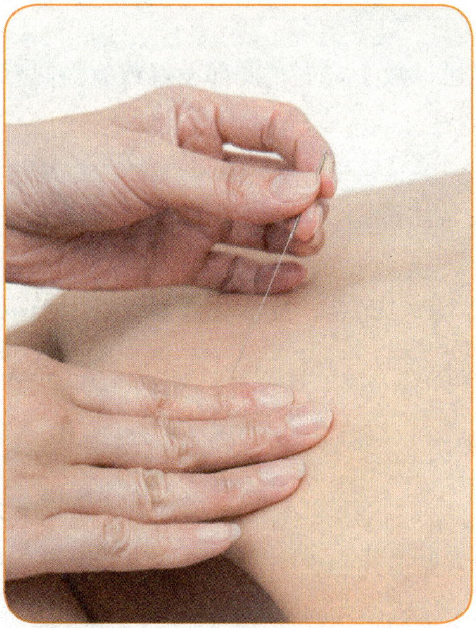

（五）针刺——寒性呕吐

主穴：中脘、胃俞、足三里穴。

配穴：神阙、关元穴。

操作：毫针刺，用补法，加灸。

（六）针刺——热性呕吐

主穴：中脘、内关、足三里穴。

配穴：曲池、内庭、金津、玉液穴。

操作：毫针刺，用泻法，或刺出血。

（七）针刺——虚性呕吐

主穴：中脘、胃俞、脾俞、足三里穴。

配穴：公孙穴。

操作：毫针刺，用补法，加灸。

（八）针刺——实性呕吐

主穴：下腕、璇玑、公孙穴。

配穴：内关、足三里、里内庭穴。

操作：毫针刺，用泻法。

（九）艾炷灸

取穴：内关、中脘、足三里、公孙穴。

操作：按艾炷隔姜灸常规操作。隔日灸1次，每次3～5壮，10次为1个疗程。

（十）艾卷灸

取穴：①组：中脘、上脘、足三里穴；②组：脾俞、胃俞、内关穴。

操作：两组穴位交替使用，采用艾卷温盒灸法操作。每穴每次灸治10～30分钟，每天1次，6次为1疗程。

（十一）温灸

取穴：中脘、足三里（双）、胃俞、内关穴（双）。

操作：采用针上加灸法施术，每次灸治20分钟，每天1次，6次为1疗程。

（十二）灯火灸

取穴：前胸及剑突下部位。

操作：先用75%的酒精药棉在胸前及剑突下揉擦须臾，揉擦部位即可出现皮肤异点数颗，从上至下逐点爆灸。操作时左手持有方孔古币一枚按于穴位上；右手持粗灯芯草一根，蘸以茶油或菜油，以尖端在酒精灯上点燃。趁火势炎炎之际，对准币眼的穴位上迅速灼灸，当灼及皮肤时，发出"啪"的声响，叫1壮，每穴每次只灸1壮。

（十三）敷灸

取穴：中脘、膻中、期门穴（双）。

操作：取胡椒10克，绿茶3克，酒曲2克，葱白20克共捣烂成糊状，分别摊于4块直径3厘米的圆形塑料布或油纸上，敷贴于上述各穴处，以胶布固定，每次敷贴6～12小时，每日1次。

（十四）呕吐护理

(1)禁食、禁饮水4～6小时，以防误入气管。呕吐停止后逐渐进食。

(2)昏迷病人头侧位，及时擦净口腔内呕吐物，禁止用毛巾堵住鼻、口腔。警惕呕吐物呛入气管。

(3)一般呕吐可给予镇静药、止吐药治疗，如安定、胃复安、阿托品、吗丁啉等。

(4)剧烈呕吐者尽快送医院检查处理。

十一、针灸疗法治疗呃逆

呃逆是指气逆上冲，喉间呃呃连声，声短而频，不能自制的一种病症。俗称打嗝，古称“哕”。本病多自寒邪、胃实、食滞、气郁，或中焦虚寒，或下元亏虚，或重病大病之后正气衰弱而致。本病常见西医学胃、肠、肝胆、腹膜、食道、纵隔疾病引起的膈肌痉挛。

（一）针刺

主穴：膈俞、中脘、内关、足三里穴。

配穴：气滞加膻中、太冲；胃寒者加上脘。

操作：食积及气滞者针以泻法；胃寒者针灸并用以祛胃寒。

（二）艾炷灸

取穴：膈俞、内关、巨阙、行间、内庭穴。

操作：按艾炷灸法施灸，每日灸1～2次，每次每穴灸5壮。

（三）隔物灸

取穴：中脘、膈俞、内关、神阙穴。

操作：按艾炷隔姜灸常规施术，每次灸5～10壮，每天1次。

（四）灯火灸

取穴：天突穴。

操作：取粗灯芯草1根，蘸以桐油或食油，在酒精灯上点燃，迅速在天突穴灼灸，当灸及皮肤时可听到轻微的“啪”声，灸后大部灯火即灭，灸灼部位可出现轻微的火灼焦点。

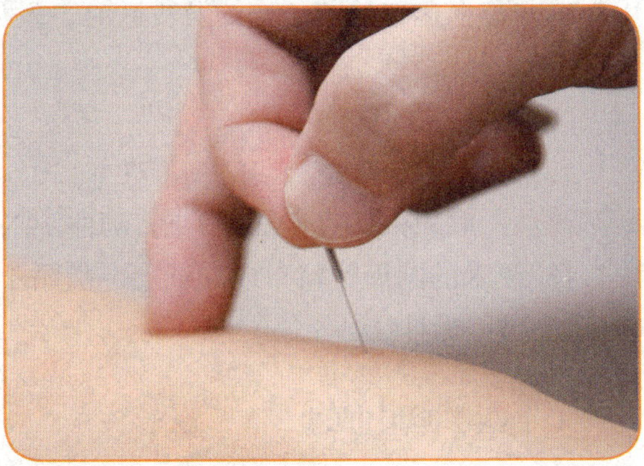

（五）呃逆护理

(1)分散注意力，消除紧张情绪及不良刺激。

(2)先深吸一口气，然后憋住，尽量憋长一些时间，然后呼出，反复进行几次。

(3)喝开水，特别是喝稍热的开水，喝一大口，分次咽下。

(4)洗干净手，将示指插入口内，轻轻刺激咽部。

(5)将混合气体装入塑料袋中吸入，混合气体中含90%氧气和10%的二氧化碳。

(6)将生韭菜洗净，榨出菜汁后口服。

十二、针灸疗法治疗腹痛

腹痛是指胃脘部以下、耻骨以上部位发生的疼痛。引起腹痛的常见病因有情志刺激、饮食不节、寒温失调、虫积等。其基本病机为实邪内阻、气血壅滞，或气血亏虚、经脉失荣。腹痛大致包括现代医学的急、慢性胰腺炎，急、慢性肠炎，肠痉挛，胃肠神经官能症等。

中医认为，腹痛的主要病因是进食过生冷食物、脾胃阳气受损、留滞寒邪、胃部着凉、脐腹被寒邪侵袭、暴饮暴食、过食肥腻辛辣和气机郁滞。

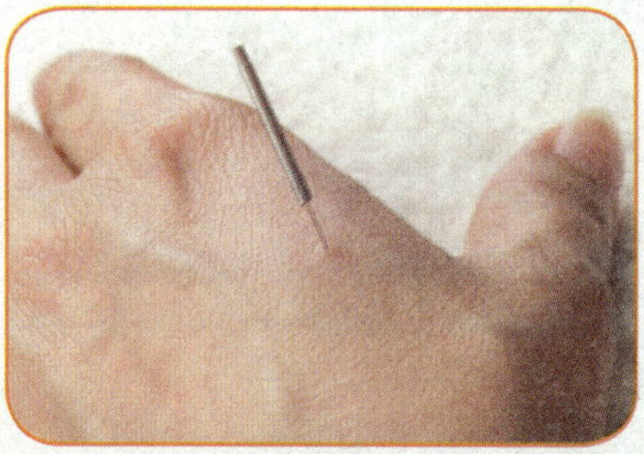

（一）针刺——热病

取穴：内关、气海、行间、建里穴。

操作：均采用凉泻法，宜持续运针至痛解。

（二）针刺——实痛

主穴：中脘、足三里穴。

配穴：气滞加期门，血瘀加地机穴。

操作：中脘、足三里穴先行泻法，后施补法，泻多于补；余穴采用泻法。

（三）艾炷灸

取穴：中脘、神阙、天枢、足三里穴。

操作：按艾炷灸法常规施术。每日施灸1～2次，每穴灸3～5壮。

（四）隔物灸

取穴：中泉穴（手背腕上部，即阳池与阳溪之间是穴）、关仪穴（膝盖骨外侧，稍凹陷处是穴）。

操作：按隔药（生姜）灸法常规操作。每天1～2次，每次每穴灸5～10壮。

（五）艾卷灸

取穴：中脘、气海、神阙、足三里、阿是穴。

操作：按太乙神针灸法常规操作。每日1次，每次每穴5～10分钟，7次为1疗程。

（六）灯火灸

取穴：中脘、内关、足三里穴。

操作：采用明灯爆灸法。每天施灸1次，每穴灸1壮。必要时可灸2次，但要避开原灸点，以免过度灼伤。

（七）敷灸

取穴：神阙、关元、天枢穴。

操作：取药膏约5分硬币略大而稍厚，敷于上述穴位上，盖以纱布，胶布固定，每日1次。

注意事项

(1)养成生活规律，注意寒温适宜，避免外邪侵袭，特别要注意腹部保暖。

(2)患者要学会调节情志，善于处理生活中不愉快问题，不要有过激的情绪，家人和护理者应使患者避免一切不良精神刺激。

(3)平日要注意饮食卫生，不食腐败变质食物。

(4)腹痛初愈时，不宜进食生冷食物，并应节制饮食，做到定时定量，餐后不作剧烈活动。

十三、针灸疗法治疗腹胀

腹胀是指脘腹及脘腹以下的整个下腹部胀满的一种症状。多由饮食失节、起居失调、湿阻气滞、脾胃虚弱以及外伤、术后等原因引起。本病多见于西医学急、慢性胃肠炎、胃肠神经官能症、消化不良、腹腔手术后出现腹胀者。

（一）针刺

取穴：①中脘、下脘、天枢、气海、关元穴；②足三里、上巨虚、公孙穴。

操作：常规消毒后，选用28~30号毫针，直刺中脘、下脘0.6±0.2寸，直刺气海、关元、天枢0.6±0.2寸。直刺足三里、上巨虚1.5±0.5寸，直刺公孙0.8±0.2寸。

每天针刺1~2次，每次留针30分钟，留针期间行针3~6次，均用中等强度捻转手法，捻转的幅度为2~3圈，捻转的频率为每秒3~4个往复，每穴每次行针30～60秒。

（二）隔物灸

取穴：天枢（双）、上巨虚穴（双）。

操作：按艾炷隔物（药饼）灸法施术。将药饼置穴位上，上放艾炷点燃施灸，至局部皮肤微红充血以能忍耐为度。每日1～2次，灸治次数根据病情，轻者少灸，重者多灸。

（三）艾卷灸

取穴：胃俞、脾俞、中脘、天枢、足三里穴。

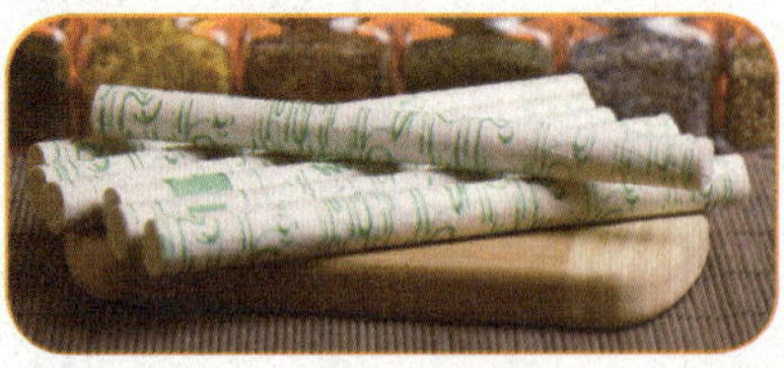

操作：按艾卷灸常规进行施灸。每天施灸1次，每次每穴5～10壮，10次为1疗程。

（四）敷灸

取穴：神阙穴。

操作：将冰片0.2克研成细末，纳入脐中，用胶布固定，上用松节油适量热敷（或用热水袋热敷），每次30分钟，每日1换。

注意事项

(1)少食高纤维食物，如土豆、面食、豆类以及卷心菜、花菜、洋葱等蔬菜。

(2)不食用不易消化的食物，炒豆子、硬煎饼等硬性食物都不容易消化。

(3)克服不良情绪，焦躁、忧虑、悲伤、沮丧、抑郁等不良情绪。

(4)注意锻炼身体，每天应该坚持1小时左右的适量运动。

十四、针灸疗法治疗便秘

便秘是指大便秘结不通，排便间隔时间延长，或虽有便意，但排便不畅。可见于多种急慢性疾病。便秘的原因十分复杂，有排便动力缺乏，不合理的饮食习惯、不良排便习惯、体质因素、自主神经系统功能紊乱、医源性因素等。常见的有习惯性便秘、老年性便秘等。

临床表现为排便次数减少，3~4天1次，甚至1周1次，粪便坚硬干燥，排便时可引起肛门疼痛、肛裂。还可伴有腹痛、肠鸣、反胃、恶心、嗳气、食欲不振、心悸、乏力、烦躁易怒等症状。

中医认为，便秘是胃肠积热、气机滞结、气血两亏、阴寒凝结的结果。

（一）针刺

主穴：大肠俞、天枢、支沟、上巨虚穴。

配穴：冷秘可加艾灸；热秘可加针刺合谷、曲池；气滞秘加针刺中脘、行间；气血虚弱加针脾俞、胃俞；冷秘可加灸神阙、气海穴。

操作：常规消毒后，选用直径为0.30～0.35毫米的毫针，每日治疗1次，每次治疗留针20～30分钟，留针期间行针2～3次，捻转幅度为2～3圈，捻转频率为每秒2～4个往复，每次行针5～10秒。热秘针用泻法，虚秘针用补法。

（二）艾条灸

取穴：虚性：天枢、大肠俞、气海、足三里穴；实性：天枢、支沟、大肠俞穴。

操作：选用随身灸器；每穴灸10~20分钟，每日1次，10次为1个疗程。

（三）艾卷温和灸

取穴：脾俞、胃俞、大肠俞、天枢、支沟、足三里、三阴交穴。

操作：按照艾卷温和灸常规进行施灸，每次每穴10~15分钟，每日1次，10次1个疗程，中间休息5日。

（四）艾炷直接灸

取穴：肾俞、关元俞、大肠俞、气海、关元、足三里、太溪。

操作：按照艾炷直接灸常规进行施灸，每次每穴5~7分钟，每日或隔日1次，10次1个疗程。

（五）艾炷隔蒜灸

取穴：脾俞、胃俞、大肠俞、天枢、支沟、足三里、三阴交穴。

操作：按照艾炷隔蒜灸常规进行施灸，每次每穴3~5壮，每日1次，10次1个疗程，中间休息5日。

（六）艾炷隔盐灸

取穴：神阙穴。

操作：按照艾炷隔盐灸常规进行施灸，每次每穴5~10壮，每日或隔日1次，10次1个疗程。

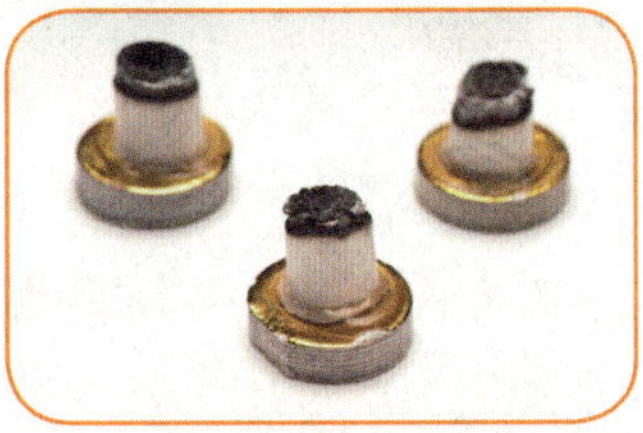

注意事项

(1)宜食含粗纤维丰富的蔬菜和水果，多饮水。

(2)多食富含B族维生素及润肠的食物，如粗粮、豆类、银耳、蜂蜜等。

(3)忌酒、浓茶、辣椒、咖啡等食品。

(4)应精神愉快，情志调畅。

(5)养成按时排便的习惯，使直肠对排便运动产生条件反射。

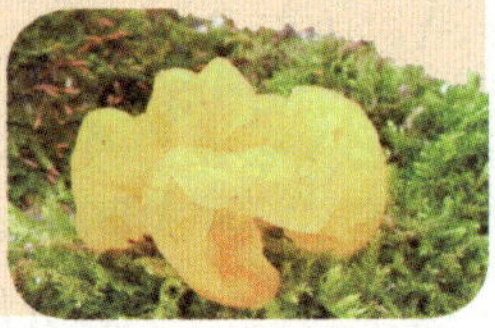

十五、针灸疗法治疗冠心病

冠心病是冠状动脉性心脏病的简称，常因冠状动脉备液供应不足或冠状动脉粥样硬化产生管腔狭窄或闭塞，导致心肌低氧而引起，是临床上最为常见的一种心血管疾病，在我国发病率甚高。其形成原因多与体内脂质代谢调节紊乱和血管壁的正常机能结构被破坏有关。

主要表现为心绞痛、心肌梗死、心律失常、心力衰竭或猝死等。发病以中老年人居多。中医认为年老体衰、情志、饮食、劳逸等因素与本病的发生有关，属胸痹、真心痛、厥心痛范畴。

（一）针刺

主穴：内关、心俞、膻中、通里、厥阴俞、巨阙、足三里穴。

配穴：心血瘀阻配膈俞、阴郗；气阴不足配阴郄、太溪、三阴交；心阳不振配命门（灸）、巨阙；肝气郁怒配太冲、蠡沟；痰浊壅盛配中脘、丰隆；阳气暴脱配关元（灸）、气海（灸）。

操作：以平补平泻行中等度刺激，持续运针2分钟。

（二）艾炷灸

取穴：内关、膻中、心俞、关元、厥阴俞、足三里穴。

操作：按艾卷温盒灸法常规操作。每次选用2～4个穴位，每穴每次灸治15～30分钟，每日灸治1次，10次为1个疗程，疗程间隔5天。

（三）温灸

取穴：内关、膻中、心俞、关元、足三里、厥阴俞穴。

操作：按艾卷温盒灸法施术。每次选用2～4个穴位，每次施灸15～20分钟，每日灸治1次，10次为1疗程，疗程间隔5～7天。

（四）灯火灸

取穴：厥阴俞、心俞、膏肓俞、神堂、神道、心前区阿是穴、内关、间使、神门穴。

操作：按灯火灸法常规操作。每次选用6～7个穴位，每穴灸1壮，每天1次，10天为1疗程。

注意事项

⑴合理饮食，不要偏食，不宜过量。要控制高胆固醇、高脂肪食物，多吃素食。同时要控制总热量的摄入，限制体重增加。

⑵生活要有规律，避免过度紧张；保持足够的睡眠，培养多种情趣；保持情绪稳定，切忌急躁、激动或闷闷不乐。

⑶保持适当的体育锻炼活动，增强体质。

⑷多喝茶。

⑸不吸烟、酗酒。

⑹积极防治老年慢性疾病：如高血压、高血脂、糖尿病等，这些疾病与冠心病关系密切。

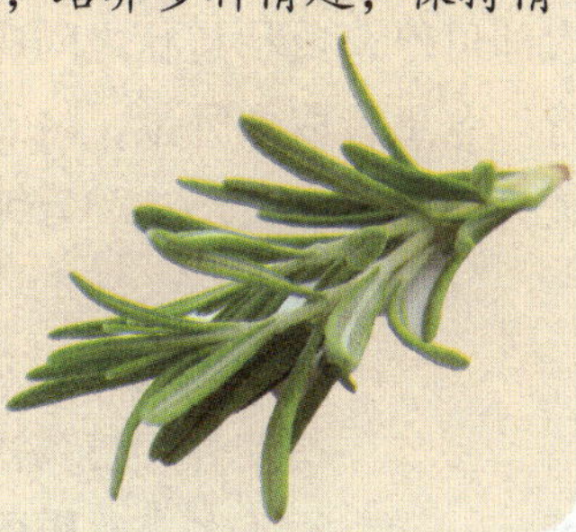

十六、针灸疗法治疗高血压

高血压是以动脉血压升高为主要表现，并伴有脑、心、肾功能障碍和病理改变的全身性疾病。此病是当前威胁人类健康的重要疾病，在早期和中期，症状往往不明显，而为人们所忽视，而一旦出现心脑血管并发症，则变成难以控制的问题。

初期病人往往多年无症状，仅在无意中发现高血压。以后可有颈后或头部胀痛、头晕、眼花、流鼻血、心慌、烦躁、记忆力不好、失眠等症状。后期则出现心、脑、肾等方面的不良反应。

高血压常表现为心压突然增高，伴有剧烈头痛、眩晕、呕吐、甚至抽搐至昏迷，也可伴有脑血管意外及脑水肿。

在中医学中，高血压病则属于“头痛”“眩晕”的范围，它的病因包括情志失调、饮食过度、内伤虚损、肝阳上亢、肝风上扰等。

（一）针刺

主穴：风池、曲池穴。

配穴：合谷、太冲穴。

操作：以主穴为主，效不佳时，加用或改用配穴。双侧均取、曲池深刺，针法向少海穴，进针1.5～3寸，得气后，使针感上传至肩，下行于腕，以捻转提插手法行针1分钟，留针。风池，针时令病人仰卧，枕头略高，颈部悬空，以利进针，针感以放射至前额为佳，亦运针1分钟，留针。合谷、太冲，以上、下，左、右顺序进针，运针1分钟。留针30分钟～1小时，其间，每隔5～10分钟运针1次。每日或隔日1次，6次为一疗程，疗程间隔3日。

（二）雀啄灸

取穴：百会、涌泉穴。

操作：一般仅用主穴。百会穴为雀啄灸。艾卷点燃后，从远处向穴区接近，当患者感觉烫为1壮，然后将艾条提起，再从远端向百会穴接近，如此反复操作10次即可停，灸壮与壮之间应间隔片刻，以免起泡。涌泉穴为温和灸，可双侧同时进行。令患者取仰卧位，将点燃之艾卷置于距2～3厘米间施灸，以患者感温热而不灼烫为度。每次灸15～20分钟。上述灸法，均为每日1次，7～10次为1个疗程。

（三）艾炷灸

取穴：足三里穴。

操作：按艾炷瘢痕灸法常规施术。每穴连续灸5～7壮，灸至穴上能见到小泡为度，一般灸3～5次，血压可平稳下来。

（四）艾卷灸

取穴：神阙、涌泉穴。

操作：按艾卷隔物（药饼）悬灸法灸治。取制成的药饼分别贴于上述穴位上，贴药后以胶布固定，再以艾条点燃悬灸20分钟，每日1次，10次为1疗程。

（五）温灸

取穴：足三里、涌泉、内关穴。

操作：按温灸针上加灸法操作。每穴每次灸治10～20分钟，每日或隔日灸治1次，10次为1个疗程，疗程间隔5～7天。

（六）灯火灸

取穴：曲池、太冲、足三里、风池穴。

操作：采用阴灯灼灸法施术。每天施灸1次，每穴灸1壮，10天为1疗程。

（七）敷灸

取穴：神阙、涌泉穴。

操作：按敷灸法常规施术。取眩晕糊10～15克，分别敷贴于穴位上，纱布覆盖，胶布固定，2日一换，1个月为1疗程。

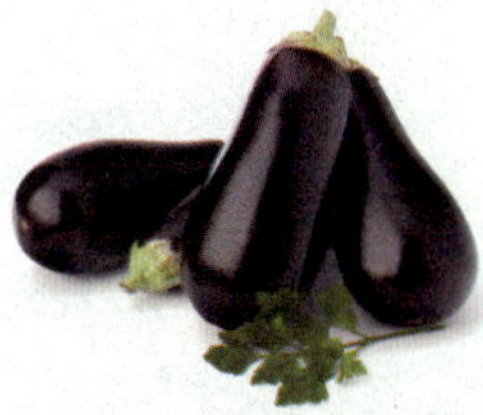

（八）饮食护理

⑴碳水化合物：米饭、粥、面、面类、葛粉、汤、芋类、软豆类。

⑵蛋白质：牛肉、猪瘦肉、白肉鱼、蛋、牛奶、奶制品（鲜奶油、酵母乳、冰淇淋、乳酪）、大豆制品（豆腐、纳豆、黄豆粉、油豆腐）。

⑶脂肪：植物油、少量奶油、沙拉酱。

⑷维生素：蔬菜类（菠菜、白菜、胡萝卜、番茄、百合根、南瓜、茄子、黄瓜）水果类（苹果、橘子、梨、葡萄、西瓜）海藻类、菌类宜煮熟才吃。

十七、针灸疗法治疗低血压

低血压是指收缩压低于12kPa（90mmHg)、舒张压低于8kPa（60mmHg)者。

低血压病与高血压病正好相反，它是指成年人的血压持续较低的病症，低血压可以分为急性低血压和慢性低血压两种，前者的症状为休克、晕厥；后者则通常是体质性低血压、体位性低血压、内分泌失调低血压、营养不良低血压、心血管疾病低血压等，表现为头晕目眩、乏力气短、四肢冰凉、耳鸣、出汗、健忘等症状。严重者还会出现恶心、呕吐的状况。还有的患者无自觉的症状发生。

中医认为，低血压属于“眩晕”“昏厥”“心悸”“虚劳”的范畴，是由于思虑过度、心悸怯弱、久病不愈、心血不足、脾胃不和、肾阴亏耗、气血不足、脑髓失养等所致。

（一）针刺

取穴：百会、合谷、气海、关元、足三里、三阴交、太溪穴。

操作：针用补法，加灸。

取穴：腰阳关、气海俞、关元俞、脾俞、心俞、督俞、身柱、至阳穴。

操作：每次选3~4个穴位，局部皮肤消毒后，用持针器夹住带有羊肠线的缝合针，从穴位一侧进针，穿过穴位下方的皮下组织或肌层，从对侧出针，捏起两针之间的皮肤，贴紧皮肤剪断线头，轻轻揉按数次，使羊肠线完全植入，敷盖纱布3~5天。

（二）艾卷灸

取穴：百会、关元、气海、足三里穴。

操作：在百会穴以艾卷施温和灸,每次20分钟；在关元、气海、足三里穴以艾炷施直接灸,每穴灸5～7壮,灸至穴位局部皮肤出现轻度红晕。灸时施用补法,即不吹火,待其燃尽后去之,然后手按其孔穴。以上灸治每日1次,10次为1个疗程。疗程结束后休息2～3天再行下一疗程。

（三）雀啄灸

取穴：百会穴。

操作：点燃的艾条一端与百会穴之间并不固定距离，而是像鸟雀啄食一样，一上一下地移动。上述两法每次灸15~20分钟。或用手掌按摩头顶百会穴，每次按顺时针方向和逆时针方向各按摩50圈，每日2~3次。

（四）饮食护理

（1）荤素搭配。桂圆、莲子、大枣、桑葚等，具有健神补脑之功，宜经常食用，增强体质；由失血及月经过多引起的低血压，应注意进食提供造血原料的食物，如富含蛋白质、铜、铁元素的食物——肝类、鱼类、奶类、蛋类、豆类以及含铁多的蔬菜水果等，有助于纠正贫血。

（2）低血压病人宜选择高钠（食盐每日宜12~15克）、高胆固醇的饮食，如动物脑、肝、蛋黄、奶油等，使血容量增加，心排血量也随之增加，动脉紧张度增强，血压将随之上升。

（3）忌食生冷及寒凉、破气食物，如菠菜、萝卜、芹菜、冷饮等。千万不要吃玉米等类降血压食物。

十八、针灸疗法治疗高血脂

高脂血症是指血浆脂质一种或多种成分的浓度高于正常。一般成人的血脂正常值是：胆固醇不超过250%豪克，三酰甘油不超过150%毫克。

此病是造成脑卒中、冠心病、心肌梗死、心脏猝死等疾病的危险因素，也是促发高血压、糖耐量异常、糖尿病的一个重要因素。此病的表现特征多为头晕、神疲乏力、失眠健忘、肢体麻木、胸闷、心悸，体重超重的人最易患此病。

（一）针刺（1）

取穴：中脘、脾俞、气海、内关、丰隆、足三里穴。

操作：每次选取3~4穴，交替使用，捻转进针，提气后留针20分钟，中间行针1次，每日1次，10次为1个疗程。亦可在得气后加电针（频率8~10赫兹交流脉冲），持续15分钟。

（二）针刺（2）

主穴：内关、足三里、丰隆穴。

配穴：三阴交、太冲、太白穴。

操作：一般仅取主穴，疗效欠佳时配1～2个配穴，或根据伴发病症加用配穴。内关穴，宜激发气至病所，方法为：令病人取卧位，以30号毫针（长1～1.5寸），速刺入穴，针芒略向肩部方向，得气后，反复探寻激发，使针感向上传导，并施以捻转加小提插之法，捻转速度每分钟120～150次，提插幅度1～2寸，运针2分钟。手法宜轻捷，以针感到达心前区或侧胸为佳。足三里穴，可按子午流注纳子法择时开穴，一般在上午7～9时之间，针法同上。丰隆穴直刺进针1～1.5寸，得气后施徐而重的手法，使针感传至2、3趾部。余穴，直刺，得气后，用上述手法运针2分钟，留针20分钟。在留针期间内，隔5～10分钟运针1次，法同上。配穴亦可通以电针，疏密波，强度以病人感舒适为宜，通电20分钟。取针后，足三里穴用艾条作回旋灸15分钟，可教给病人自己操作，至局部穴区潮红为度，每日或隔日1次，10～15次为一疗程，疗程间隔3～5天。

（三）艾条悬灸

取穴：足三里、绝骨穴。

配穴：涌泉穴。

操作：每次取一穴双侧灸20分钟，两穴交替。每日一次，待血压稳定于正常水平后，改为每周2～3次。或灸涌泉穴，每日一次，每次10～15分钟，血压稳定后改为每周2～3次，巩固疗效。

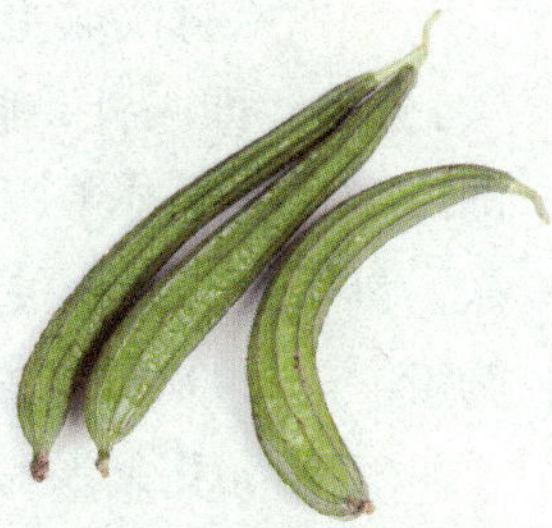

（四）艾卷温和灸

取穴：神阙、足三里、悬钟穴。

操作：按照艾卷温和灸常规进行施灸，每日1次，每日灸5~10分钟，灸至皮肤产生红军为止。

（五）饮食护理

（1）限制高脂肪食品：严格选择胆固醇含量低的食品，如蔬菜、豆制品、瘦肉、海蜇等。

（2）限制甜食：糖可在肝脏中转化为内源性甘油三酯，使血浆中甘油三酯的浓度增高。

（3）改变做菜方式：做菜少放油，尽量以蒸、煮、凉拌为主，少吃煎炸食品。

（4）避免过度紧张：情绪紧张、过度兴奋。

（5）戒烟，少饮酒。

（6）加强体力活动和体育锻炼。

十九、针灸疗法治疗肝硬化

肝硬化是一种常见的慢性肝病，可由一种或多种原因引起肝脏损害，肝脏呈进行性、弥漫性、纤维性病变。具体表现为肝细胞弥漫性变性坏死，继而出现纤维组织增生和肝细胞结节状再生，这三种改变反复交错进行，结果肝小叶结构和血液循环途径逐渐被改建，使肝变形、变硬而导致肝硬化。该病早期无明显症状，后期则出现一系列不同程度的门静脉高压和肝功能障碍，直至出现上消化道出血、肝性脑病等并发症死亡。

本病起病缓慢，隐匿，早期症状不明显，可以出现腹胀、恶心、食欲减退、乏力等症状；晚期症状比较显著，可出现腹胀明显，消瘦，乏力，面色晦暗，皮肤干燥、无光泽，出现蜘蛛痣，精神萎靡不振，腹水，浮肿，皮肤出现紫癜，消化道出血，毛细血管扩张，性欲减退，女性患者出现月经失调或闭经，脾肿大，贫血等症状，严重者可出现出血及肝昏迷现象。

（一）针刺

主穴：三阴交、曲池、肝俞、脾俞、中脘、章门、足三里穴。

配穴：心悸失眠加内关、神门，尿少加阴陵泉、关元，纳差加胃俞，腹水加肾俞、水分、三阴交。

操作：每次取主穴3～4个，据症酌加配穴。背部穴，针刺得气后，轻刺激施补法1分钟，即去针，腹部穴宜留针15～20分钟，用平补平泻法，四肢穴以中等强度的刺激，施平补平泻法2分钟之后，留20～25分钟。留针期间，每隔5分钟，行针1次。针后在气海、关元、肝俞，用艾条熏灸或太乙神针灸半小时，以局部出现红晕为度。隔日1次，15次为一疗程，间隔5～7天，继续下一疗程。

（二）艾条温和灸

取穴：期门、中脘、足三里、水分、三阴交穴。

操作：用艾条或配合灸盒做温和灸，每穴每次15~20分钟，7日1个疗程，中间间隔2~3日。女性经期停。

（三）药灸法

取穴：神阙穴。

操作：以健脾软肝膏(党参、白术、桃仁、郁金、薄荷、鸡内金等，研粉制成膏药)敷于脐中，用量与腹面平，上用纱布或肤疾宁覆盖。然后点燃艾条熏灸敷药处15分钟，每天灸3次，48小时换药1次，一般须治3个月。

（四）敷灸

取穴：期门、神阙穴。

操作：敷药制备，黄芪、当归、生地、熟地、柴胡、桃仁、三棱等研末，配制成膏药，膏药摊在8×8平方厘米不吸水的棉纸上备用。如伴腹水，另加甘遂末1克于膏药上。

穴位仅取患侧，将膏药贴在期门和神阙穴区。可令患者每日自行换药1次，3个月为一疗程。

注意事项

（1）避免进食高蛋白饮食，不要使人体肠道内的产氨骤增。

（2）尽量避免使用镇静安眠类的药物，避免由此直接引发的肝昏迷。

（3）可进食香蕉等水果，保持大便通畅，每日1~2次，始终保持肠道内产氨的及时清除。

（4）适当补充维生素和益生菌，如维生素C、维生素B_2、维生素K和嗜酸乳杆菌等，稳定机体内环境。

（5）在食欲下降，或者呕吐、腹泻时，要及时补钾，如饮用鲜黄瓜汁、苹果汁等。

（6）可喝酸奶，以促进消化。

（7）忌酒。

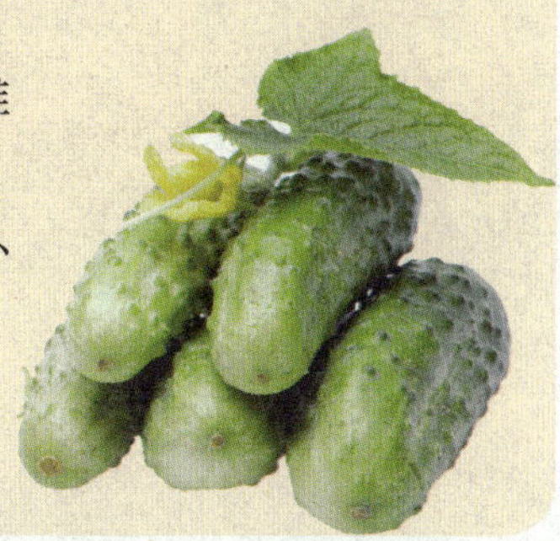

二十、针灸疗法治疗类风湿性关节炎

类风湿性关节炎简称类风湿，是以慢性、对称性、多发性关节炎为主的一种全身性的自身免疫性疾病。病因可能与遗传、免疫球蛋白缺陷、T细胞功能异常、环境中的抗原物质等因素有关。受累的关节以双手、腕、膝、足关节为多见，常侵犯小关节。发病年龄多在20~45岁，女性发病率高于男性。

本病起病缓慢，呈游走性、多发性、对称性关节炎，病程较长，迁延不愈，反复发作。可有低热，疲倦乏力，手足麻木，刺痛等前期症状，四肢小关节最常受累，可出现对称性的梭形肿胀、疼痛、活动障碍等，后期可使关节面破坏，关节间隙变窄，导致关节僵硬、畸形，关节周围皮肤、肌肉萎缩。可有发热、疲倦乏力、体重减轻、皮下结节等全身症状，可并发心包炎、胸膜炎等疾病。

（一）针刺（1）

主穴：大椎、身柱、至阳、筋缩、肝俞、肾俞、委中、太溪穴。

配穴：上肢病变加肩俞、曲池、阳溪、阳谷、阳池、八邪，下肢病变加内外膝眼、膝阳关、阳陵泉、足三里、昆仑穴。

操作：寒湿兼血瘀型，主穴用轻捻浅刺补法，背部督脉经刺络拔罐。配穴用提插捻转相结合泻法、深刺；湿热兼血瘀型，主穴用先深后浅徐疾泻法，背部督脉经刺络拔罐。每3天1次，10次为1个疗程。

（二）针刺（2）

主穴：曲池、外关、合谷、中渚、足三里、阴陵泉、三阴交、足临泣穴。

配穴：肩关节疼痛较甚加肩髎、肩前、肩贞；肘关节疼痛较甚加手三里、曲池；腕关节疼痛较甚加阳池、腕骨、阳溪；指(趾)关节疼痛较甚加八邪、后溪(大都八风)；髋关节疼痛较甚加环跳、秩边、居髎；膝关节疼痛较甚加血海、膝眼、委中；踝关节疼痛较甚加太溪、解溪、丘墟穴。

操作：均以平补平泻手法。针后亦可接电针仪，留30分钟；或用艾炷直接灸5～7壮。

（三）针刺（3）

主穴：华佗夹脊穴、大椎、曲池、外关、合谷、阳陵泉、足三里、三阴交、肾俞穴。

操作：先取背部华佗夹脊穴，从第一胸椎排刺至第二腰椎，左右间隔交替针刺，然后取大椎、肾俞，后取四肢穴位。选用30号1.5寸毫针，进针得气后于针柄上插入1.5～2厘米艾段，并将艾段点燃，待艾条燃尽后取针。

（四）火龙灸

取穴：督脉及膀胱经背部循行部位。

操作：隔日1次，连灸5次后，休息一周，开始下一个疗程。

（五）熏灸

取穴：至阳、灵台及背部督脉上的反应点。

操作：用普通艾条点燃放入熏灸器，固定在穴位上，每日早晚各灸1次，每次1支艾条，连灸5日，症状缓解后每日1次。

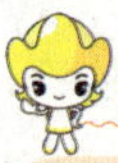

注意事项

（1）加强锻炼，增强身体素质。

（2）避免受风、受潮、受寒。

（3）要劳逸结合，活动与休息要适度。

（4）要善于节制不良情绪，努力学习，积极工作，心胸开阔，生活愉快，进而使身体健康。

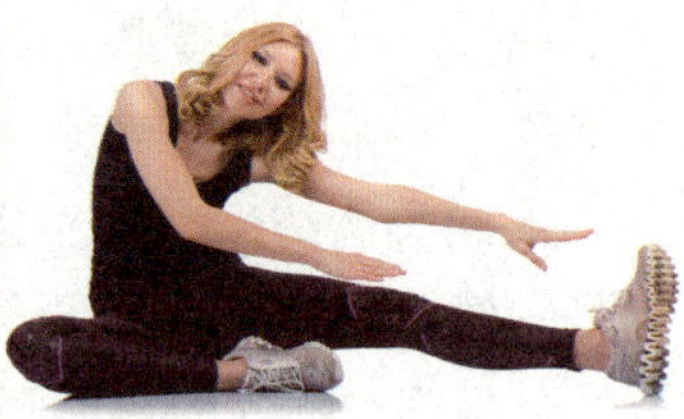

二十一、针灸疗法治疗中风

中风也叫脑卒中。分为两种类型：缺血性脑卒中和出血性脑卒中。中风是中医学对急性脑血管疾病的统称。它是以猝然昏倒，不省人事，伴发口角歪斜、语言不利而出现半身不遂为主要症状的一类疾病。由于本病发病率高、死亡率高、致残率高、复发率高以及并发症多的特点，所以医学界把它同冠心病、癌症并列为威胁人类健康的三大疾病之一。

临床表现为突然昏厥，不省人事，并伴有口眼歪斜，舌强语謇，半身瘫痪，牙关紧闭或目合口张，手撒肢冷，肢体软瘫等。重者可突然猝倒，意识丧失，陷入昏迷，大小便失禁等。

中医学认为，脑溢血大体属于中脏腑范畴，乃因患者平素气虚血亏，心、肝、肾三脏阴阳失调，或遭受外邪，或内伤七情而致病，老年人易患此症。

（一）针刺（1）

主穴：水沟、内关、三阴交穴。

配穴：合谷、足三里、太冲、委中、极泉、风池、翳风穴。

操作：先刺双内关，直刺1~1.5寸，施提插结合捻转泻法，运针1分钟，复刺水沟，向鼻中隔下斜刺5分，用雀啄(震颤)法泻之，至流泪或眼球湿润为度；刺三阴交，针尖向后斜刺，与皮肤呈45度角，进针1~1.5寸，提插补法，至病人下肢抽动3次为度。极泉，直刺进针1~1.5寸，提插泻法，至上肢连续抽动3次为度，尺泽同极泉。委中仰卧抬腿取穴，进针1~1.5寸，采用提插泻法，以下肢抽动3次为度。针风池，针尖向结喉，进针1.0~2.0寸。采用快速捻转手法，运针半分钟。针刺翳风，同风池。针合谷，针尖斜向三间，第二掌骨下缘部位，采用提插泻法。每日针2次。

（二）针刺（2）

主穴：风府、哑门穴。

配穴：意识障碍加脑清、百会、人中；血压高加曲池、太冲；大小便障碍加秩边、阴陵泉；上肢瘫加肩贞、肩髎、尺泽、外关、二间；下肢瘫加环跳、风市、阳陵泉、三阴交穴。

操作：主穴为主，据症酌加配穴。从急症入院起，每次选1主穴，两穴交替，以得气为度(昏迷患者，进针深度以不超过颈围的12%~14%为宜)。配穴每次取6~10个，一般用针刺之法，得气后留针15~20分钟。如为闭证，可用三棱针点刺井穴出血；如为脱证，可艾卷雀啄灸足三里、气海。待症情稳定，用G6805电针仪通电10~20分钟。每日1次，14次为一疗程，疗程间隔3天。

（三）艾炷灸

取穴：足三里、绝骨穴。

操作：艾炷点燃，出现烧灼性疼痛，约持续20秒钟，可用手轻拍穴区或以拇指按压附近穴位，以减轻疼痛。共灸3～7壮，至穴上有小水疱为度。然后用胶布或淡膏药贴于穴区之上。隔日复诊，如未出现灸疮，原穴再灸，直到灸疮发出。等灸疮愈合后再灸，一般一月余灸防一次。

（四）雀啄灸

取穴：关元；足三里、绝骨、涌泉穴。

操作：艾条作雀啄式薰灸，每次约15分钟，以局部皮肤潮红为度。每年从立冬日起，每日一次，灸满100天。第二组，用于有中风先兆者，双侧均用，每穴亦灸15分钟，至穴区皮肤潮红。每隔7天灸一次，直至症状消失。

（五）保健护理

（1）宜以清淡、少油腻、易消化的柔软平衡膳食为主。

（2）要有适当蛋白质，常吃些蛋清、瘦肉、鱼类和各种豆类及豆制品。

（3）要多吃新鲜蔬菜和水果，因其中含维生素C和钾、镁等。

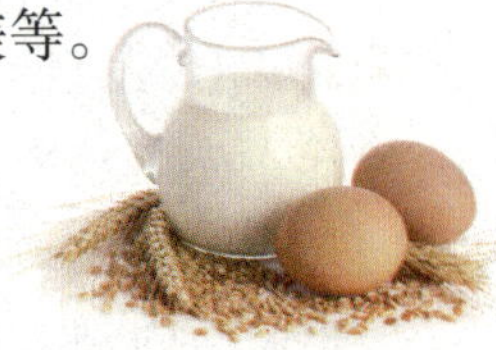

（4）要多吃含碘丰富的食物，如海带、紫菜、虾米等。

（5）应限制食盐摄入量，控制食盐每天摄入6克以下。

（6）应限制动物脂肪摄入量，如猪油、牛油、奶油等。

（7）应限制含胆固醇较高食物摄入量，如蛋黄、鱼子、动物内脏、肥肉等。

（8）忌用兴奋神经系统的食物，如酒、浓茶、咖啡及刺激性强的调味品。

二十二、针灸疗法治疗癫痫

癫痫俗称“羊角风”，是指一时性大脑功能紊乱引起的阵发性全身或局部肌肉抽搐的综合征，可分为原发性（遗传或原因不明）和继发性两类，后者可由大脑病变引起。过度疲劳、饥饿或过饱、强烈的情绪刺激和酗酒等均可诱发。中医认为癫痫发病之因，多由肝肾不足，本元亏损，以致肝风煽动，痰涎上逆，清窍蒙蔽，经气紊乱而致。

实证：见发作时病人突然尖叫一声并意识丧失而倒地，开始全身肌肉强直性收缩，四肢抽搐，两眼上翻，持续数秒，口吐白沫，持续1～3分钟后抽搐突然停止。患者呈昏迷状态，经数分钟至数小时后清醒，醒后对发作毫无记忆。苔白腻，脉弦滑。

虚证：见发作日久，反复发作，抽搐强度减弱，精神萎靡，失眠，面色不化地，食少，腰膝酸软。

（一）发作期针刺

取穴：内关、水沟、百会、后溪、涌泉穴。

操作：用毫针泻法。水沟用雀啄手法，以眼球充泪为度。

（二）间歇期针刺

主穴：印堂、鸠尾、间使、太冲、丰隆穴。

配穴：痰火扰神者，加曲池、神门、内庭；风痰闭阻者，加合谷、阴陵泉、风池；心脾两虚者，加心俞、脾俞、足三里；肝肾阴虚者，加肝俞、肾俞、太溪、三阴交；瘀阻脑络者，加膈俞、内关。

操作：用毫针泻法。

（三）针刺

主穴：背三针（是指长强穴到大椎穴）、鸠尾、筋缩、腰奇、间使、额三针（双侧眉冲穴沿膀胱经）、丰隆穴。

操作：以主穴为主，每次酌情选用4～6穴。背上针取0.6～1.5寸芒针循督脉透刺，如神道透阳关，神道透大椎，腰奇透阴关。进针后中等频率（120次/分）捻转1分钟。额三针为双侧眉冲穴沿膀胱经透刺二针，取此连线为底边的等腰三角形，另一顶点沿督脉透针。余穴邪实用泻法，体虚用补法，留针15分钟，每日1次或隔日1次。

（四）艾卷温和灸

取穴：中脘，大椎，百会，筋缩，腰奇，足三里，神门穴。

操作：艾卷温和灸，在中脘可以用双眼艾灸盒温灸30分钟，以中脘为主大椎，百会可以10~15分钟，筋缩和腰奇30分钟，足三里单眼艾灸盒，15分钟，神门10分钟。

（五）艾卷灸

取穴：心俞、百会、中脘、身柱穴。

操作：按艾卷温盒灸法常规施术。每穴每次施灸10～20分钟，每日灸治1次，10次为1疗程，疗程间隔3～5天。

（六）隔姜灸

取穴：长强、会阴、太溪、太冲穴。

操作：按艾炷隔物（姜片）灸法常规施术。每穴上放姜片约0.3厘米厚，上置艾炷如黄豆大，每日灸治1次，7～10次为1疗程。疗程间隔3～5天。

（七）灯火灸

取穴：百会、崇骨、会阴穴。

操作： 按明灯爆灸法施灸。每穴每次只灸1壮，根据病情10天灼灸1次。

（八）敷灸

取穴： 神阙穴。

操作： 按敷灸法常规施术。将吴茱萸适量研为细末，撒入脐窝内，外用膏药固定，7～10天换1次。

（九）保健护理

（1）如癫痫连续发作，要将病人送到医院继续抢救。

（2）癫痫病人在平时要按医嘱用药，不要自行减药、停药或换药。

（3）抗癫痫药有一定的刺激作用，要在饭后服用，服药期间注意口腔卫生，经常刷牙。

（4）癫痫病人在日常生活中要避免情绪激动和劳累，不要登高、骑车、游泳，不宜在机器旁工作，以免癫痫病发作时发生意外。

（5）病人如有假牙，应在每日睡觉前摘下。癫痫病人睡单人床时，要在床边增加床档，以防发病时坠床跌伤。

（6）癫痫发作时不要强行喂水或强行按压肢体，应刺激或点压人中、合谷、足三里、涌泉等穴位。

二十三、针灸疗法治疗休克

休克是大脑一时性缺血、低氧引起的短暂的意识丧失的现象。

临床表现为血压下降，收缩压降至12kPa（90mmHg）以下，脉压差小于2.67kPa（20mmHg），心率增快，脉搏细弱，全身无力，四肢湿冷，皮肤潮红、苍白或紫绀，尿量减少，烦躁不安，反应迟钝，神志模糊，甚至昏迷等，如不采取有效措施可导致死亡。

急性脑缺血是引起休克的主要原因，而急性脑缺血可能与血压急剧下降，心排出量骤减或脑动脉本身疾患有关。中医认为，休克多由外邪侵袭，七情内伤，饮食劳倦，剧烈疼痛，痰饮内状，瘀血阻滞等引起气机一时逆乱，升降失可，阴阳不相顺接，致十二经脉的气血不能正常循环而发生。

（一）针刺（1）

主穴： 素髎、内关、涌泉穴。

配穴： 水沟、足三里、十宣、百会、合谷穴。

操作： 一般仅取主穴，如用之收缩压仍不能达10.7kPa(80mmHg)，可适当加配穴位。应用中等强度的平补平泻手法。素髎穴从鼻尖端斜向上刺入，深0.5～1寸，持续运针30分钟；其他穴位可连续捻转提插3～5分钟，稍作间歇继续运针，直至血压回升，留针1小时，视血压稳定，症情改善后去针。留针期间宜间断予以运针。

（二）针刺（2）

主穴：上星、百会穴。

配穴：足三里穴。

操作：先取主穴，以28号毫针刺入，自上星直透百会，亦可自百会和上星分别进针透刺，以200次/分左右速度捻转1分钟，每5分钟运针1次；继取足三里，针刺得气后以100次/分捻转1分钟，每10分钟捻转1次。直留针至症情缓解。

（三）雀啄灸

主穴：百会、关元穴。

配穴：膻中、气海穴。

操作：先灸关元，效不佳再加取配穴。先取百会，以艾卷作雀啄法薰灸，离穴区距离以病人能耐受为度，不计时间（一般15～30分钟），效不显时，再灸关元，温和艾法，以感到穴区温热而无烧灼感为度。至汗出脉动为度。亦可以先针刺，施平补平泻之法2～3分钟后取针，再施灸。如停灸后血压下降，可以反复施灸。

（四）保健护理

（1）休克时应采取中凹卧位，病人头胸部抬高20°～30°，下肢抬高15°～20°；使用抗休克裤。

（2）保持呼吸道通畅，一般用鼻导管吸氧，流量4～6L/min，严重低氧或紫绀时应增加至6～8L/min，或根据病情采用面罩或正压给氧。

（3）尽快建立静脉通路。

（4）保暖。

（5）镇静止痛。

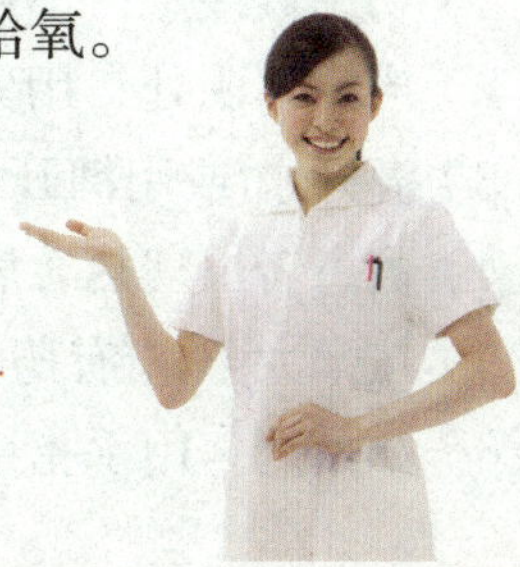

二十四、针灸疗法治疗中暑

中暑归属中医“发热”“暑厥”“脱证”“阳证”范畴。是指在高温和热辐射的长时间作用下，机体体温调节障碍，水、电解质代谢紊乱及神经系统功能损害的症状的总称。

古方中医专家指出：中暑后体温往往在38度以上。除头晕、口渴外往往有面色潮红、大量出汗、皮肤灼热等表现，或出现四肢湿冷、面色苍白、血压下降、脉搏增快等表现，需要及时处理，并休息几个小时。

（一）轻症针刺

取穴：内庭、曲池、内关、太阳穴。

操作：先以三棱针点刺双侧太阳，挤去恶血，余穴均施凉泻法。留针至症状明显改善，留针期间亦须间断运针。

（二）重症针刺

取穴：水沟、百会、委中、十宣穴；转筋抽搐加阳陵泉、承山、后溪穴。

操作：先刺水沟，深刺至齿，针尖向上，施以泻法。委中、十宣均以三棱针泻血，余穴亦用泻法，强度宜适当加大。留针至神清搐止，须间断运针。

（三）气阴两脱针刺

取穴：气海、百会、太渊、复溜穴。

操作：气海、百会施艾条雀啄法灸，持续下断，直至神志清醒。余穴用针刺，采用补法留针，其间须反复运针刺激。

（四）悬灸法

取穴：大椎、中脘穴。

操作：艾条悬灸，并以温水擦拭身体，直至症状缓解，微微出汗为止。

（五）隔盐灸

取穴：神阙、关元、气海穴。

操作：神阙穴隔盐灸，关元、气海穴悬灸，同时温水擦身或30%酒精擦身。

（六）保健护理

（1）切忌饮冷水，不可令卧冷地。

（2）当急移阴处，用大蒜捣烂，加路上热土和水去渣灌之。

（3）温开水(或用糖开水)一杯给病人饮下，并扶到空气清新阴凉的地方。

（4）当患者出现热昏厥情况，可用一茶匙食盐混合600mL水慢慢饮下。

（5）按摩太阳穴(有药油更佳)。

（6）如晕倒，用手指甲刺激人中穴(鼻唇中间上1/3处)。

二十五、针灸疗法治疗失眠

失眠表现为入睡困难，时寐时醒或醒后不能再睡，严重者可通宵难眠，常伴有精神不振、头痛、头晕、心悸、健忘、多梦、食欲不佳等症。很多因素都可以造成失眠，如精神因素诱发的、躯体疾病引起的。

中医认为，失眠即“不寐”，亦称“不得眠”“不得卧”“目不瞑”，是人体阴阳、气血不调造成心神不安、心失所养或心血不足等引起的。

（一）针刺（1）

取穴：合谷、外关、后溪、阳陵泉、太冲穴。

操作：局部常规消毒后，以直径0.30毫米，长50毫米毫针针刺，进针得气后留针30分钟。针刺每天1次，7次为1个疗程，中间休息2天，再进行下一个疗程。

（二）针刺（2）

取穴：人中、合谷、太冲穴。

操作：直刺三穴5～8分，得气即可，不要做过多手法。人中可以泪出为度，也可浅刺，减轻疼痛，疗效似无影响。

（三）隔姜灸

取穴：三阴交、神门、心俞、百会、内关、足三里穴。

操作：每穴可用黄豆大艾柱灸5~10壮，每晚1次，5次为1个疗程。

（四）温和灸

取穴：三阴交、神门、心俞、百会、内关、足三里穴。

操作：每穴可灸10~15分钟，每晚1次，7次为1个疗程。

（五）艾炷隔芹菜根灸

取穴：三阴交、神门、心俞、百会、内关、足三里穴。

操作：取鲜芹菜根切成0.2厘米薄片置穴上，放艾柱灸3~5壮，每晚1次。

（六）朱砂敷灸

取穴：涌泉穴。

操作：将朱砂3~5克，研成细面，用干净白布一块，涂糨糊少许，将朱砂均匀黏附于上，然后外敷涌泉穴，胶布固定，用前先用热水洗脚，睡前贴敷。

（七）保健护理

（1）坚持有规律的作息时间，在周末不要睡得太晚。

（2）睡前勿猛吃猛喝。

（3）睡前远离咖啡和尼古丁。

（4）选择锻炼时间，下午锻炼是帮助睡眠的最佳时间。

（5）保持室温稍凉。

（6）保持安静、舒适的床、睡前洗澡。

（7）不要依赖安眠药。

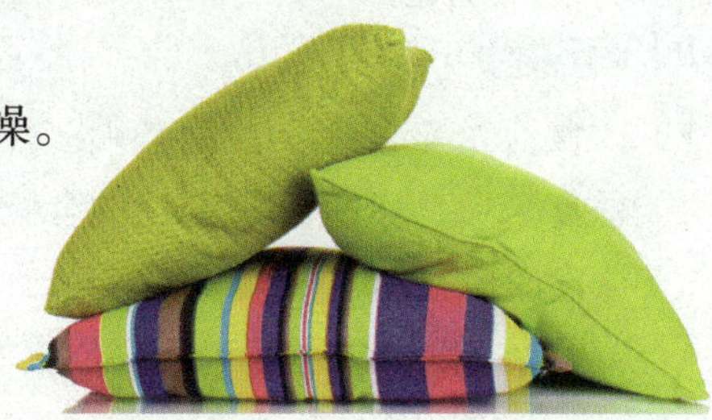

二十六、针灸疗法治疗贫血

贫血，是指血液循环的红细胞或血红蛋白的量低于正常。造成贫血的原因有缺铁、出血、溶血、造血功能障碍等。一般要给予富含营养和高热量、高蛋白、多维生素、含丰富无机盐的饮食，以助于恢复造血功能。

中医认为脾胃为气血生化之源。脾胃气虚，或营养不良引起贫血的主要原因。

（一）针刺（1）

主穴：气海、血海、膈俞、心俞、脾俞、肾俞、悬钟、足三里穴。

配穴：头晕加百会补脑止晕；心悸加内关宁心定悸；纳差加中脘健胃增食；潮热盗汗、五心烦热加劳宫清热除烦；两颧潮红加太溪益肾滋阴；遗精阳痿加关元固肾培元；月经不调、月经过多或崩漏不止加灸关元、三阴交、隐白理脾调经。

操作：所有穴位常规针刺，背部穴位应当注意针刺的角度、方向和深度。

（二）针刺（2）

主穴：膈俞、肝俞、膏肓俞、脾俞；血海、足三里、悬钟穴。

配穴：脾胃虚弱型配胃俞、三焦俞、气海俞或上脘、中脘、建里；心脾两虚型配心俞、厥阴俞或膻中、内关；脾肾两虚型配肾俞、命门或关元、三阴交、太溪。

操作：两组穴位交替使用，常规消毒后，选用28~30号毫针，每天针刺1~2次，每次留针20分钟，留针期间行针2~3次，用补法或中等强度捻转手法为主，捻转的幅度为2~3圈，捻转的频率为每秒2~4个往复，每次每穴行针5~10秒。

（三）艾条温和灸

主穴：足三里、涌泉穴。

配穴：如烦躁、心情抑郁，可加灸太冲、阳陵泉穴；如有头晕、耳鸣、腰酸痛、口干少唾液、手足心热及盗汗等，可加灸三阴交穴；如容易生气、不思饮食、腹胀、消化不良，可加灸肝俞、脾俞穴；如心慌、记忆力减退、多梦、肢体乏力、消化不良、不思饮食，可加灸脾俞、三阴交穴。

操作：可以用艾条悬灸，想更方便的话可以选择范氏艾灸罐，放在穴位上温灸，10~15次为1个疗程。

（四）保健护理

（1）饮食营养要合理，食物必须多样化，食谱要广，不应偏食。

（2）忌食辛辣、生冷不易消化的食物，平时可配合滋补食疗以补养身体。

（3）饮食应有规律、有节制，严禁暴饮暴食。

（4）劳逸结合，进行适当的体育活动。

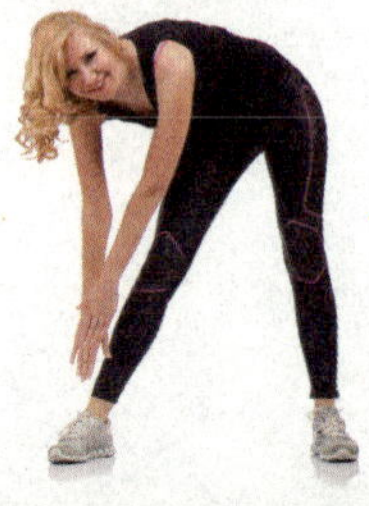

二十七、针灸疗法治疗眩晕

临床上以头晕、眼花为主症的一类病证称为眩晕。眩即眼花，晕是头晕，两者常同时并见，故统称为“眩晕”。其轻者闭目可止，重者如坐车船，有旋转不定的感觉，不能站立，或伴有恶心、呕吐、汗出、面色苍白等症状。严重者可突然扑倒。根据发作时特点及伴随症状的不同一般分为气血亏虚型、痰浊中阻型。

中医认为，肝为风木之脏，主动主升。忧郁恼怒，可致肝气不调，气郁化火，肝阳上亢，肝风内动，上扰清窍，发为眩晕。

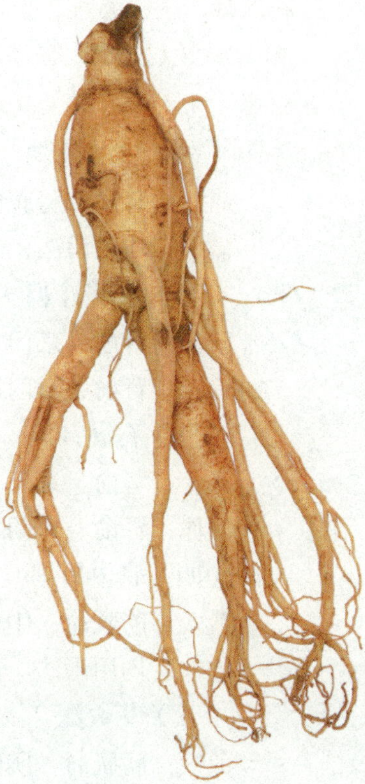

（一）针刺——肝阳上亢

取穴：肝俞、行间、风池、侠溪穴。

操作：针用泻法。

（二）针刺——肝火上炎

取穴：肝俞、胆俞、太冲、太阳、三阴交穴。

操作：针用泻法。

（三）针刺——痰浊上蒙

取穴：内关、中脘、丰隆、阴陵泉、头维穴。

操作：针用平补平泻法。

（四）针刺——瘀血阻窍

取穴：合谷、太冲、百会、膈俞、膻中、太阳穴。

操作：针用泻法。

（五）针刺——气血亏虚

取穴：百会、血海、膈俞、足三里、三阴交、气海穴。

操作：针用补法，加灸。

（六）针刺——肝肾阴虚

取穴：肝俞、肾俞、太溪、太冲、照海、神门穴。

操作：针用补法。

（七）艾条温和灸

取穴：风池、肝俞、肾俞、侠溪、行间、太冲穴。

操作：按照艾条温和灸常规进行施灸，每日1~2次，每次5~15分钟。

（八）保健护理

（1）保持心情愉快，饮食有节，注意养生。

（2）患者的病室应保持安静舒适，光线柔和，避免噪音。

（3）保证充足的睡眠，注意劳逸结合。

（4）增强战胜疾病的信心。

（5）饮食以清淡易消化为主，虚证可配合食疗，加强营养。

（6）发作时应卧床休息，闭目养神。

二十八、针灸疗法治疗淋证

淋证以小便频数急涩、淋漓不尽、小腹拘急、痛引脐中为特征。多由肾虚、膀胱湿热、气化失司、水道不利所致。此病多因嗜酒过度，或多食肥甘食品，造成湿热，或情绪不好，郁怒伤肝所致。本病常见于西医学泌尿系统感染，如尿道炎、膀胱炎、肾盂肾炎、膀胱结核、泌尿系结石、癌肿等。

（一）热淋针刺

取穴：肾俞、膀胱俞、中极、曲骨、阴陵泉、三阴交穴。

操作：均用泻法，先针背部俞穴，后针腹部穴位和四肢穴。

（二）血淋针刺

取穴：肾俞、京门、血海，委中、中极穴。

操作：肾俞、京门用平补平泻，余穴均用泻法。

（三）石淋针刺

取穴：肾俞、京门、阴陵泉、三阴交、委阳、天枢、中极穴。

操作：肾俞、京门，平时用补法，如绞痛发作用泻法；余穴均用泻法。

（四）膏淋针刺

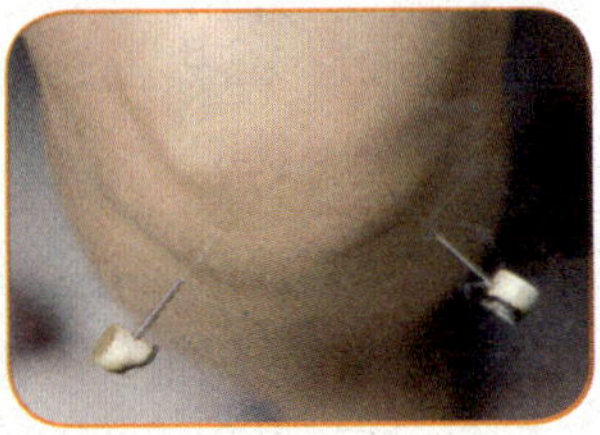

取穴：膀胱俞、中极、蠡沟、三阴交、复溜穴。

操作：均用泻法。

（五）艾灸法

取穴：膀胱俞、阴陵泉、三焦俞、行间、太溪穴。

操作：按艾炷灸法常规施术。每日施1~2次，每次灸3~5壮或每穴每次5~10分钟。

（六）灯火灸

取穴：膀胱俞、太溪、行间、三焦俞、阴陵泉穴。

操作：按灯火灸常规操作。①热淋、石淋、血淋：用明灯爆灸法施术。②气淋、膏淋、劳淋：用阴灯灼灸法施术，每天施灸1次，每穴1壮，至愈为度。

（七）敷灸

取穴：神阙、膀胱俞、肾俞穴。

操作： 按敷灸法操作。取虎杖根100克，乳香15克，琥珀10克，元寸1克。以鲜虎杖根和诸药混合，捣融如膏。取药膏如枣大一块，放于胶布中间，贴敷穴位，1穴1张，每日换药1次。

（八）保健护理

（1）增强体质，防止情志内伤，消除各种外邪入侵和湿热内生的有关因素，如忍尿，过食肥甘，纵欲过劳，外阴不洁等。

（2）注意妊娠及产后卫生，防止子淋、产后淋的发生。

（3）积极治疗消渴、痨瘵等疾患，避免不必要的导尿及泌尿道器械操作。

（4）应多喝水，饮食宜清淡，忌肥腻香燥，辛辣之品。

（5）注意适当休息，禁房事。

二十九、针灸疗法治疗癃闭

癃闭是以排尿困难，甚则小便闭塞不通为主症的疾患：其中以小便不畅，点滴而短少，病势较缓者为癃；小便闭塞，点滴不通，病势较急者为闭，一般多合称为癃闭。癃闭包括现代医学各种原因引起的尿潴留及由肾功能衰竭所引起的无尿症。

（一）针刺——肾阳虚

主穴： 肾俞、关元、命门穴。

配穴： 气海穴。

操作： 毫针刺，用补法，加灸。

（二）针刺——肾阴虚

主穴： 肾俞、阴谷、太溪穴。

配穴： 复溜穴。

操作： 毫针刺，用补法。

（三）针刺——脾气虚

主穴： 脾俞、三阴交、足三里穴。

配穴： 关元穴。

操作： 毫针刺，用补法。

（四）针刺——肺金燥热

主穴： 尺泽、曲池、三焦俞穴。

配穴： 合谷、中极穴。

操作： 毫针刺，用补法。

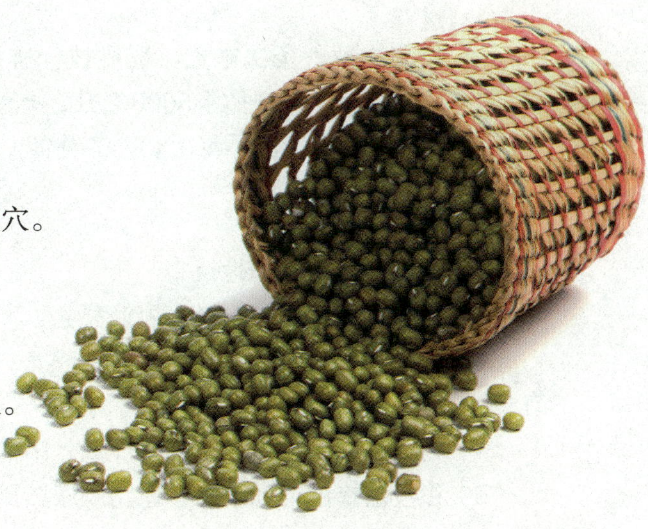

（五）针刺——膀胱积热

主穴：三阴交、阴陵泉、膀胱俞、中极穴。

配穴：复溜穴。

操作：毫针刺，用补法。

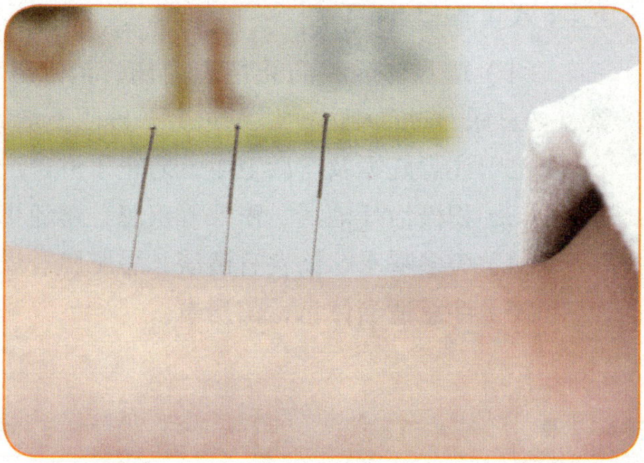

（六）艾灸法

取穴：关元、中极、命门、三焦俞、三阴交穴。

操作：按针上加灸法操作施术。每次选用2～4个穴位，每穴每次施灸10～20分钟，3次为1个疗程。

（七）隔物灸

取穴：神阙、关元、中极、命门、三焦俞、三阴交穴。

操作：按艾炷隔姜灸法操作施术。每次选用2～4个穴位，每穴每次施灸5～10壮，每日灸治1～2次，3次为1疗程。

（八）灯火灸

取穴：膀胱俞、三焦俞、长强、水道、阴谷穴。

操作：采用明灯爆灸法施术。每天施灸1次，每穴1壮，连灸至愈为度。夏灸时要避开原灸点，以免过度灼伤。

（九）蒸气灸

取穴：腹部。

操作：按药物蒸气灸法施灸。取桃枝、柳枝、木通、花椒、明矾各30克、葱白、灯芯草各1把，将药物加水5000毫升，煎汤。围被，趁热用药液蒸气熏洗腹部，冷后再热，每日2～3次，每次40～60分钟。

（十）保健护理

（1）锻炼身体，增强抵抗力。

（2）保持心情舒畅，切忌忧思恼怒。

（3）禁过食肥甘辛辣，过量饮酒，贪凉，纵欲过劳等外邪入侵和湿热内生的有关因素。

（4）禁止忍尿，压迫会阴部，注意外阴清洁。

（5）积极治疗淋证和水肿、尿路及尿路周边肿瘤等疾病。

三十、针灸疗法治疗面神经炎

面神经炎是指面神经急性化脓性炎症引起的周围性面神经麻痹。本病可发于任何年龄，但多见于青壮年，男性多于女性。

本病一般起病较急，常为单侧发病，双侧少见。初起时下颌角或耳后疼痛，症状于数小时或1~2日内达高峰，表现为患侧肌瘫痪，额纹消失，眼裂扩大，眼睛不能闭合或闭合不全，不能抬眉，鼻唇沟变浅，口角下垂，颜面向健侧歪斜，说话含糊，面部表情淡漠，伴见麻木、松弛、流涎、流泪，甚至舌尖麻木，耳中、耳后、耳下疼痛，听觉过敏，病程较长的患者尚会出现面肌跳动、挛缩，或出现“倒错”现象，即口角反偏向患侧。

（一）针刺

主穴：合谷、太冲、牵正、颊车透地仓、地仓透颊车、风池、下关、迎香、承浆穴。

配穴：眼睑不能下合、露睛流泪者，加攒竹、鱼腰、丝竹空，阳白透鱼腰。耳后痛者，加翳风。味觉减退者，加廉泉穴。

手法：平补平泻，抽针法。

操作：合谷，太冲，风池针用泻法，下关，牵正，迎香，平刺，采用平补平泻法，阳白向下平刺透鱼腰，地仓向颊车平刺，颊车向地仓斜刺，并采用抽针法，使面肌向后抽动，留针20分钟。余穴均用平补平泻法。以针灸治疗，并以手法为主，治疗过程中不加用药物或电针。

（二）艾条温和灸

取穴：阳白、太阳、牵正、地仓、翳风、风池、足三里穴。

操作：使用随着灸器，每日1~2次。

（三）艾炷灸

取穴：翳风、颊车、地仓、合谷、阳白穴。

操作：按艾炷灸法常规施术。每日施灸1~2次，每穴3~5壮。

（四）艾卷灸

取穴：翳风、颊车、地仓、合谷、阳白穴。

操作：按艾卷悬灸法施术。每日施灸1~2次，每穴3~5壮。

（五）温灸

取穴：风池、颊车、地仓、阳白、下关、翳风、合谷、足三里穴。

操作：按温灸针上加灸法施术。每次选四个腧穴毫针行刺，得气后留针，取四块4×4厘米见方的硬纸板，中心扎一小孔，将四块纸板分套在四根针上，再取四节约2厘米长的艾条段，分别套在四根针柄上；距纸板2～5厘米处，点燃（无焰）穴端上段，每次每穴灸1壮，每日或隔日1次，10次为1疗程。

（六）灯火灸

取穴：翳风、地仓、阳白、颊车、合谷穴。

操作：采用阴灯灼灸法施灸，每天施灸1～2次，每穴灸1壮：15天为1疗程。复灸时应避开原灸点，以免灼伤皮肤。

（七）敷灸

取穴：下关、太阳、颊车穴。

操作：按敷灸法施术。将斑蝥2个，巴豆3个，麝香0.02克，鲜柳枝头1枝或带叶5片，鲜生姜10克共捣如泥，贴于患侧的穴位上。当敷药处有热性刺痛感时，即将药物除去。每隔7～10天敷药1次，一般1～3次痊愈。

（八）保健护理

（1）本病应及早治疗，以免后期治疗困难。

（2）治疗期间可配合作面部按摩及热敷。

（3）患者在治疗期间应注意避免受寒。

（4）注意休息，不要过于劳累。

（5）保持乐观心态，积极配合治疗。

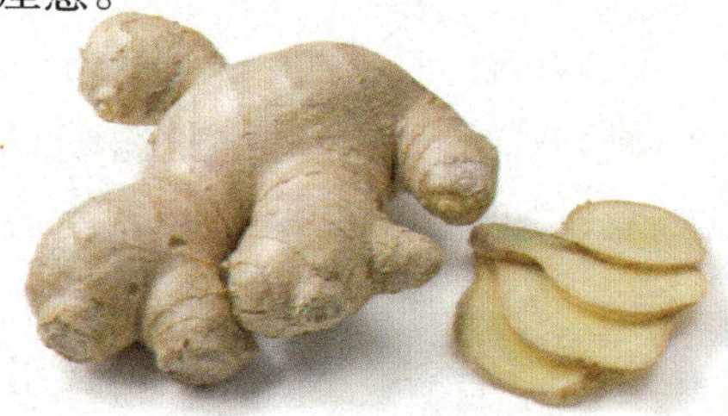

三十一、针灸疗法治疗疝

疝是指体内脏器（如胃肠）穿过较薄弱的隔膜进入异位体腔所形成的疾患。根据肠疝所发生的部位，可分为腹股沟疝、股疝、脐疝。根据其临床发病过程可分为：可复性疝、难复性疝、嵌顿性疝。可复性疝症状轻微，疝囊只在站立时形成，并有轻微胀痛，平卧时可自行还纳。难复性疝和嵌顿性疝的病情较重，常需手法复位或手术治疗，药物治疗效果往往不佳。

（一）针灸

主穴：三阴交穴。

配穴：关元、大敦、太冲、中极穴。

操作：针刺手法综合治疗嵌顿性疝。双侧足三里穴，深刺4～6厘米深，留针，听到肠鸣音时进行手法复位。先轻轻按摩疝颈部，使疝管及腹壁松弛，再用手按揉疝囊，还纳疝内容物。可进行1～2次，若不能还纳，超过20小时则需手术治疗。

（二）饮食宜忌

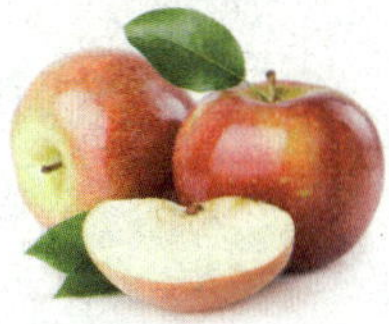

（1）疝气术后饮食要注意清淡，不要辛辣。

（2）要多吃水果，蔬菜；多吃粗纤维食物。

（3）少吃容易产生胀气的食物，比如豆类、啤酒等，避免食用过冷过热的食物。

（4）要保持大便通畅，勿引起便秘，以免复发。

（5）另外要注意少哭闹，少做引起腹压过大的活动。

三十二、针灸疗法治疗老年性足跟痛

足跟痛是老年人常见的临床症状，以老年妇女发病居多。足跟痛多因足脂肪纤维垫有不同程度的退行性减退，扁平足、急性滑囊炎、跟骨骨刺、跟骨类风湿病变引起；脚掌痛除扁平足原因外，是因足横弓过度疲劳、慢性损伤所致。

本病起病缓慢，可有几个月或几年的病史。主要表现为足跟疼痛，疼痛部位一般比较固定，有明显的压痛点，可伴有足底胀麻感或紧张感。早晨起床后刚开始站立或走动时疼痛剧烈，长期站立或行走可使疼痛加重，休息后则减轻，温热时感觉舒适，遇冷后病情加重。

（一）针刺（1）

取穴：太溪穴（位于内踝与跟腱之间凹陷中）。

操作：直刺0.4～0.6厘米，体强壮者用强刺激手法，较虚弱者用中度刺激手法，有针感后即刻起针，让患者缓慢行走。每日1次。

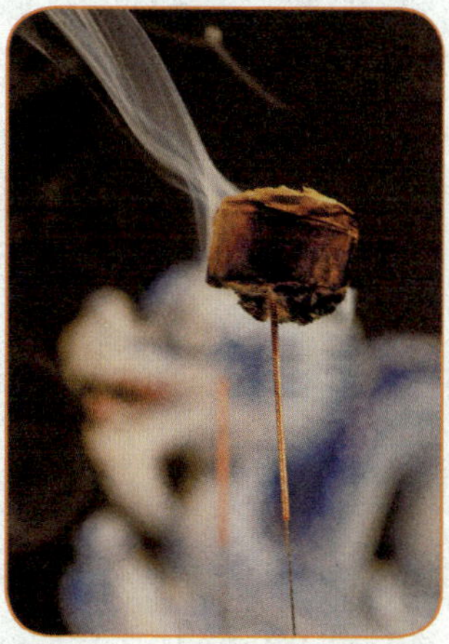

（二）针刺（2）

取穴：太溪、照海、阿是穴。

操作：用中度刺激手法，每晚用热水烫脚。

（三）艾条温和灸

取穴：大钟、然谷、关元、昆仑、仆参穴。

操作：按照艾卷温和灸常规进行施灸，每天1次，10次为1疗程，隔3~5天再开始灸下一疗程。

（四）熏灸

取穴：阿是穴、昆仑穴、太溪穴。

操作：将艾条点燃后，让艾烟熏疼痛点及穴位，开始可距皮肤近些，以能耐受为度。每次45分钟，每日1次，10次为1疗程，连续1～2个疗程。

（五）饮食宜忌

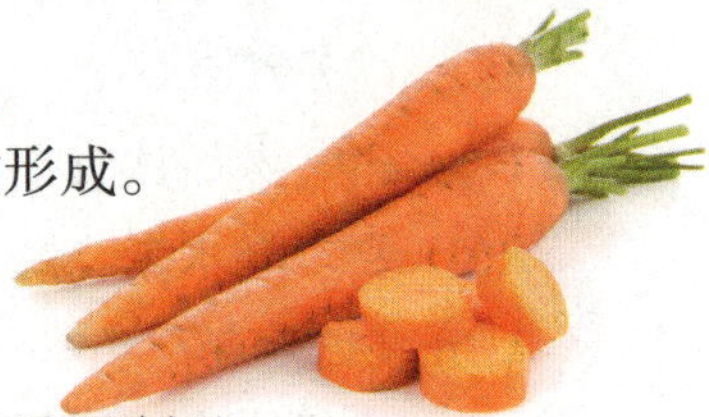

（1）补充维生素B_6，可帮助钙质吸收和预防骨刺的形成。

（2）补充维生素C。

（3）多食含钙的食物。

（4）多食含镁的食物，如蔬菜、谷类、肉类、豆类及豆制品。

（5）避免食用酒精、咖啡、糖类食品，以防止机体恢复过程中发生的障碍，保护体内矿物质的平衡。

三十三、针灸疗法治疗月经失调

成年女子月经周期、月经量、经期异常改变或混乱以及月经前后出现某些特殊症状或体征，称为月经失调。由于生殖器官器质性病变引起的月经失调，称器质性月经失调。若生殖系统发育正常，而由于卵巢功能紊乱或身体其他器官疾病引起的月经失调，称为功能性月经失调。

（一）针灸（1）

主穴：关元、三阴交穴。

配穴：先期有热加太冲、太溪；气虚者加脾俞、足三里；后期者加足三里、公孙；虚寒者加脾俞、命门；气滞血瘀加血海、行间；先后无定期因肾虚者加肾俞、交信；因肝郁者加肝俞、太冲、内关。

操作：虚补实泻，腹部穴，因虚寒者可加灸。本病多在月经前针治，连针3～5次，至下次月经来潮前再针。

（二）针灸（2）

主穴：关元、中极穴。

配穴：三阴交、足三里、血海、阴陵泉穴。

操作：每天取1个主穴，2个配穴，交替使用，中等刺激，每天针1～2次，留针15～20分钟，3周为1个疗程，疗程间隔7天。针血海、三阴交时，宜两侧同时捻转，针感能达小腹部的效果好。

（三）温和灸（1）

取穴：膻中、关元、子宫、内关、涌泉穴。

操作：可以用随身灸器和灸条施灸，关元子宫不得低于20分钟，内关、涌泉各10分钟。

（四）温和灸（2）

取穴： 八髎穴、归来、三阴交穴。

操作： 可以用随身灸器和灸条施灸，归来不低于10分钟；八髎穴不低于15分钟，三阴交10分钟。

（五）温和灸（3）

取穴： 关元、八髎穴、三阴交、足三里穴。

操作： 在小腹部用随身灸器，可同时插三根艾条，或两根艾条，这样火力大点。关元、八髎穴艾灸20分钟，足三里、三阴交各10分钟。

（六）温和灸（4）

取穴： 关元、命门、肩井、太冲穴。

操作： 可以用随身灸器和灸条施灸，关元、命门各20分钟，肩井、太冲各10分钟。

（七）饮食宜忌

（1）多食用一些有减压作用的菜肴，如香蕉、卷心菜、土豆、虾、巧克力、火腿、玉米、西红柿等。

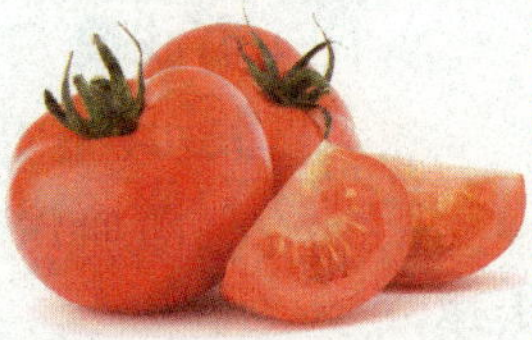

（2）多吃一些凉性的水果，如橘子、橙子、猕猴桃。

（3）经期要防寒避湿，避免淋雨、涉水、游泳、喝冷饮等，尤其要防止下半身受凉，注意保暖。

（4）改变不良生活习惯，果断地戒烟。

（5）缓解精神压力，可从事一些全身运动，如游泳，跑步，每周进行一至二次，每次30分钟。

三十四、针灸疗法治疗痛经

痛经是指妇女在经期及其前后，出现小腹或腰部疼痛，甚至痛及腰骶的症状。痛经严重的会引起呕吐、昏厥，影响生活和工作。痛经分为原发性和继发性两种，原发性痛经多指生殖器官无明显病变者，故又称功能性痛经，多见于青春期少女、未婚及已婚未育者。此种痛经在正常分娩后疼痛多可缓解或消失。继发性痛经则多因生殖器官有器质性病变所致。

本病随月经周期而发作。发病以经期或行经前后下腹及腰骶部疼痛为主要症状，可伴有恶心、呕吐、腹泻、头痛、头晕、腰酸、下腹坠胀及尿频等症状，严重者面色苍白，出冷汗，手脚凉，甚至虚脱。

（一）针刺（1）

主穴：气海、合谷、三阴交穴。

配穴：关元、子宫、蠡沟、足三里穴。

操作：先针主穴，强刺激，痛不止加配穴或灸气海、关元。

（二）针刺（2）

主穴：关元、中极、三阴交穴。

配穴：实证可配地机、次髎，气滞血瘀加血海、太冲，寒湿凝滞加脾俞、十七椎下，气血不足加肝俞、脾俞或肾俞、足三里。

操作：每次使用1～2个穴，并结合症状加配穴，针灸以强刺激为佳。

（三）针刺（3）

主穴：三阴交、合谷穴穴。

配穴：关元、气海、十七椎下。

操作：在经前2～3天开始针刺，月经后再针2～3次，下腹痛时先针三阴交，用强刺激手法，持续捻转1～2分钟。如行经期疼痛发作时，针十七椎下穴，3～4厘米深。艾灸气海、关元5～10分钟，三阴交10～15分钟，腰酸加肾俞15分钟。

（四）着肤灸

主穴：关元、中极、三阴交、合谷穴。

配穴：气滞血瘀加膻中、太冲；寒湿凝滞加地机；虚证加足三里、肾俞、太溪穴。

操作：着肤灸，每穴5~7壮，每日1次，或用艾条悬灸。经前3天开始治疗。

（五）艾条温和灸

主穴：关元、子宫、归来、八髎穴、三阴交穴。

配穴：肠胃不好加中脘、天枢、足三里穴。

操作：按照艾条温和灸常规进行施灸，腹部和腰骶部可以艾灸20~30分钟，三阴交10分钟。余穴一天一次，每次20~30分钟。

（六）饮食宜忌

（1）首先，衣着不能太单薄，尤其在月经期，更要注意保暖，以利改善全身及子宫的血液循环。

（2）其次，要加强体格锻炼，增强体质，增强人体对寒冷的适应能力。

（3）在饮食上适当多食一些温热食物，少食寒性食物，忌食冷饮。

（4）平时生活中要保持愉快的心情与积极的生活态度。

（5）每天坚持用热水洗脚，防止“寒从脚起”。

三十五、针灸疗法治疗闭经

闭经即不来月经，是妇女常见的一种症状。通常分为原发性和继发性两类。医学认为，经闭多由先天不足、体弱多病，或多产房劳、肾气不足、精亏血少，大病、久病、产后失血，或脾虚生化不足、冲任血少，情志失调，精神过度紧张所致，或受刺激、气血郁滞不行，肥胖之人、多痰多湿、痰湿阻滞冲任等引起。

妇女超过18岁仍不来月经叫原发性闭经；已经建立了正常月经周期后，连续3个月以上不来月经叫继发性闭经。青春期前、妊娠后、哺乳期及绝经期后的闭经是正常的，不属于病态。

（一）针刺（1）

主穴：关元、三阴交、血府穴。

配穴：血枯加膈俞、肾俞、脾俞、足三里，血滞加合谷、血海、气冲，痰湿加脾俞、中脘、丰隆穴。

操作：血府穴针刺深度可达3～4厘米，得气后用中等刺激捻转约半分钟即可起针，注意刺近肾脏不可过深，不宜留针。关元穴针后宜加艾条温盒灸10分钟左右。

（二）针刺（2）

主穴：三阴交、关元穴。

配穴：虚证加足三里、血海、肾俞；实证加太冲、中极穴。

操作：虚证用补法，实证用泻法，每日1次。

（三）针刺（3）

主穴：中极、三阴交穴。

配穴：血海、足三里、关元穴。

操作：每次一个主穴，加两个配穴，针刺用弱手法。

（四）针刺（4）

主穴：三阴交、关元、中极穴。

配穴：血海、地机、太白、公孙、曲泉穴。

操作：每次两个主穴两个配穴。针时力求关元、中极的针感下达阴部；三阴交的针感上越两膝。

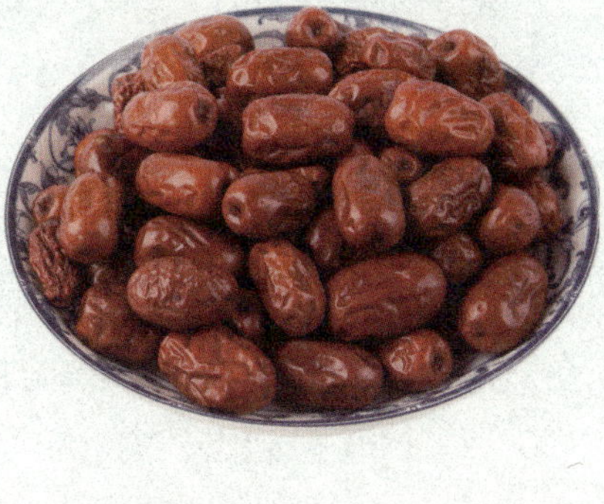

（五）针刺（5）

主穴：关元、中极穴。

配穴：三阴交、足三里、血海、阴陵泉、曲泉穴。

操作：每天取一个主穴两个配穴，交替使用，中等刺激，每天针1～2次，留针15～20分钟。3周为1个疗程，疗程间隔7天。针血海、三阴交时，宜两侧同时捻转，针感能达小腹部的效果好。

（六）温针灸

主穴：三阴交、关元、足三里、血海穴。

配穴：虚证配肾俞、肝俞、气滞配太冲、地机、合谷；痰湿配脾俞、丰隆、中极。

操作：温针灸，每次选3~5穴，每日1次，10日为1个疗程，或温和灸。

（七）隔姜灸（1）

主穴：膈俞、肝俞、脾俞、肾俞穴。

配穴：脾胃虚弱加胃俞、中脘；肝肾不足加命门、阴谷、腰夹脊穴。

操作：将鲜生姜切成直径月2厘米的薄片，用针扎数孔，分别置于所选穴位，然后将艾条放在姜片上，再点燃艾条顶端，使局部有温热舒适感，当闭经患者局部感觉烧烫时，换另一艾条，每穴灸5~7壮。每日或隔日1次，10次为1疗程。

（八）隔姜灸（2）

主穴：关元、归来、足三里、三阴交穴。

配穴：潮热盗汗者加膏肓俞;心悸怔忪者加内关、神门。

操作：将生姜切成直径月2厘米、厚约0.2厘米的薄片，用针扎数孔，分别置于所选穴位，然后将艾条置于姜上，再点燃艾条顶端，使局部有温热舒适感，当局部感觉烧烫时，换另一艾条，每穴灸5~7壮。每日或隔日1次，10次为1疗程。

（九）隔姜灸（3）

取穴：中极、关元、归来穴。

操作：将鲜生姜切成直径约2厘米、厚约0.2厘米的薄片，用针扎数孔，分别置于所选穴位，然后将艾条置于姜上，再点燃艾条顶端，使患者局部有温热舒适感，当局部感觉烧烫时，换另一艾条，每穴灸5~7壮。每日或隔日1次，10次为1疗程。

（十）饮食宜忌

（1）闭经属虚证者，宜多食具有滋补作用的食物：羊肉、鸡肉、瘦猪肉、桂圆、核桃、枣、栗、莲子、枸杞子、山药。

（2）闭经实证者，饮食宜清淡易于消化，多食具有活血通经作用的食物，如山楂、油菜、黑豆、黑木耳、墨鱼、橙子、橘饼等。

（3）忌肥肉、糯米糕等肥腻、黏滞不易消化食物等。

（4）虚证忌生冷瓜果、寒凉青菜及冷冻食品、饮料。

（5）实证忌辛辣刺激、燥热食物。

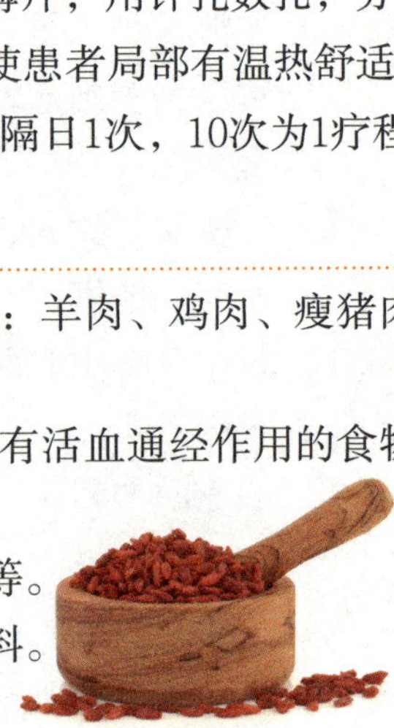

三十六、针灸疗法治疗产后缺乳

产后缺乳也称为乳汁不足，指产后乳汁分泌量少或无乳，不能满足婴儿需要。常与体质虚弱、营养不良、精神抑郁等因素有关。

产后乳汁分泌量少甚至完全无乳，乳房柔软，无胀痛，乳汁稀，或乳房胀满而疼痛，伴有发热。

（一）针刺（1）

主穴：乳根、膻中穴。

配穴：足三里、少泽穴。

操作：主、配穴交替使用，中、强刺激。

（二）针刺（2）

主穴：膻中、乳根、少泽穴。

配穴：气血虚弱者加脾俞、足三里，肝郁气滞者配内关、太冲穴。

操作：针刺时虚者补法，实者泻法。每日1次，连针3次为1个疗程。

（三）针刺（3）

主穴：膈俞、脾俞、足三里、曲池、膻中穴。

配穴：血海、乳根穴。

操作：膈俞、脾俞、足三里用补法；曲池、血海用泻法；膻中、乳根用平补平泻法。每日针治1次，连续3次为1疗程。

（四）艾卷温和灸

取穴：膻中、乳根、隐白（双侧）穴。

操作：按照艾卷温和灸常规进行施灸，每日1~2次，每次5~15分钟。

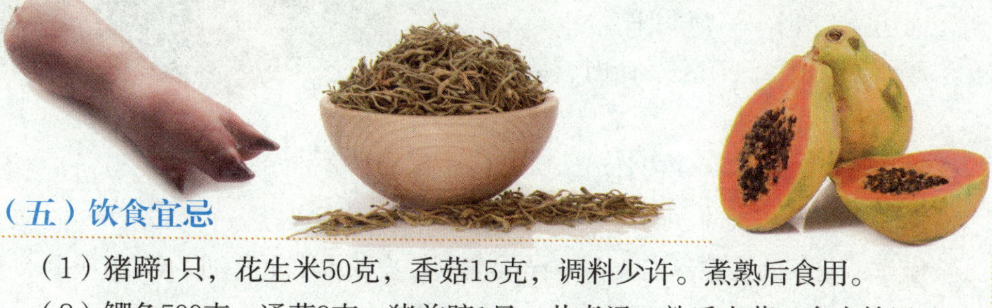

（五）饮食宜忌

（1）猪蹄1只，花生米50克，香菇15克，调料少许。煮熟后食用。

（2）鲫鱼500克，通草9克，猪前蹄1只。共煮汤，熟后去药，食肉饮汤。

（3）木瓜500克，生姜30克，米醋500克。用瓦煲，分次吃，以利于吸收。

（4）豆腐120克，红糖30克，黄酒1小杯。将豆腐、红糖加水600毫升，入锅中用文火煮，煮至水约400毫升时，即可加入黄酒调服。吃豆腐，喝汤。

三十七、针灸疗法治疗更年期综合征

更年期综合征，是指妇女在绝经期前后一两年之内，因卵巢功能开始退化，而发生的一系列综合征候。临床表现以月经紊乱、阴道不规则出血、经量增多或减少、外阴、阴道、子宫内膜萎缩为主征；伴见头晕、失眠、烦躁易怒、心悸、面色潮红、出汗、血压升高以及水肿等症候。

（一）针刺（1）

主穴：三阴交、太溪、肾俞穴。

配穴：肝阳上亢者配太冲、百会、风池；心血亏损者配心俞、脾俞；脾胃虚弱者配脾俞、胃俞、中脘、章门、足三里；痰气郁结者配膻中、中脘、气海、丰隆、支沟；神志失常者加人中、大陵；浮肿者加关元、水分、足三里、阴陵泉。

操作：针刺补泻兼施，酌情用灸。

（二）针刺（2）

取穴：百会、印堂、通里、神门，气海、关元、三阴交、太溪穴。

操作：一般每日或隔日针刺1次。

（三）针刺——肾阳虚

取穴：肾俞、太溪、三阴交、中极、神门、四神聪穴。

操作：针用泻法。

（四）针刺——肾阴虚

取穴：肾俞、心俞、命门、三阴交、关元穴。

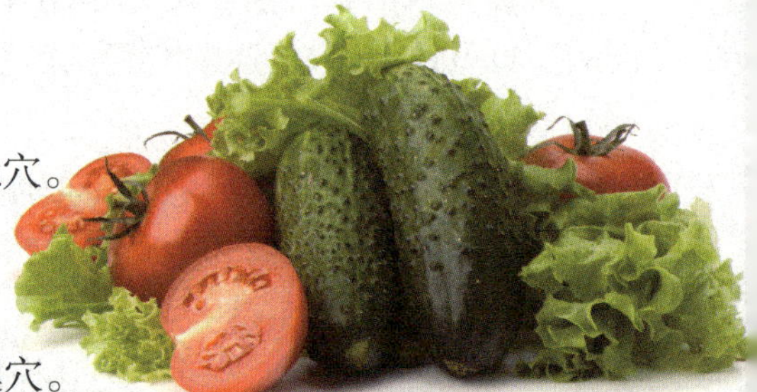

操作：针用泻法，可加灸。

（五）针刺——肾阴阳

取穴：肾俞、三阴交、命门、关元、太溪穴。

操作：针用泻法。

（六）雀啄灸——肝肾阴虚

取穴：太溪、太冲、心俞、肝俞、肾俞、三阴交穴。

操作：艾条火头像麻雀啄食一样，在穴位皮肤上上下移动，灸治10~15分钟。

（七）雀啄灸——脾肾阳虚

取穴：肾俞、脾俞、关元、气海、足三里、三阴交、阴陵泉。

操作：艾条火头像麻雀啄食一样，在穴位皮肤上上下移动，灸治10~15分钟。

注意事项

（1）对于更年期的女士，一定要给予充分的理解，同情和关怀，消除紧张情绪。

（2）加强饮食调理，多食豆制品，新鲜蔬菜和水果，少食糖和脂肪食品。

（3）锻炼身体，增强体质，同时要保证睡眠。

（4）坚持服用维生素。

三十八、针灸疗法治疗电光性眼炎

本病是由于紫外光被角膜、结膜吸收而引起的急性结膜炎及角膜炎。多发生于电焊、气焊、冶炼等操作时。一般在接触强紫外光后2～10小时出现眼痛和严重的畏光、流泪、异物感等症状。眼睑皮肤可出现红肿，结膜可充血，严重者角膜上皮脱落。

（一）针刺（1）

主穴：睛明穴。

配穴：风池、太阳穴。

操作：病人正坐，两眼向前看。以左手扶住病人头部，同时以拇指轻轻固定眼球。针尖刺入睛明穴1～2厘米深。通常也可浅刺，深0.2～0.4厘米。不捻转或稍捻转。行针时有明显的局部酸胀，并有流泪。

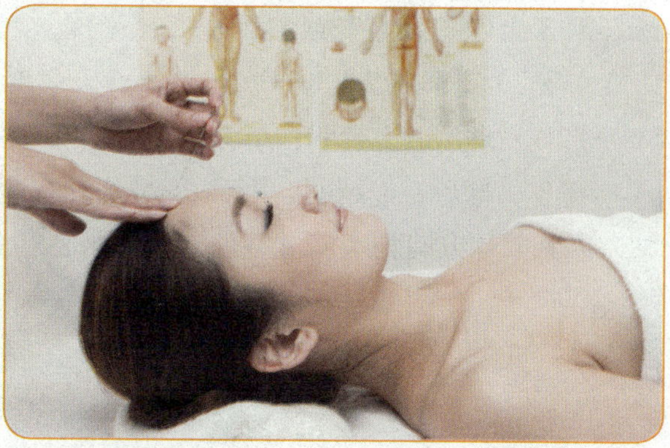

（二）针刺（2）

主穴：合谷穴。

配穴：风池、太阳穴。

操作：直刺合谷穴或斜刺，深1～2厘米，留针10～20分钟。

（三）针刺（3）

主穴：风池、合谷、睛明穴。

配穴：攒竹、阳白、四白、太阳穴。

操作：以主穴为主，效不佳时取配穴。每次取2~3穴。均用30号毫针，风池针尖略斜向下，朝鼻尖方向斜刺，合谷垂直深刺，得气后，都施以捻转提插强刺激，泻法；睛明，紧靠眶缘直刺0.5~1寸，作轻微捻转提插，以得气为度。余穴均用泻法。留针15~20分钟。可作间断刺激。太阳也可以用三棱针点刺出血。每日1次。

（四）保健护理

（1）涂0.5%地卡因眼膏或滴人乳。

（2）滴抗生素溶液或涂抗生素眼膏预防感染。亦可酌情加用皮质类固醇眼药水。

（3）必要时戴有色眼镜。

（4）茶叶适量，用开水泡开，冷却后使用。患者仰卧床上，将湿茶叶敷贴于眼皮周围，轻轻启合眼皮数次。

三十九、针灸疗法治疗老年性白内障

正常的眼球晶体是透明的，如果它变为混浊而影响视力时称为白内障。多发生于40岁以上者，无明显原因的一类白内障称老年性白内障。这种白内障，年龄越大发病率越高，开始时晶体混浊较轻，或是部分混浊，以后可发展到整个晶体混浊。故表现为视力逐渐减退，发展缓慢。此病现为我国主要致盲疾病之一。

（一）针刺（1）

主穴：睛明穴。

配穴：太阳、上明穴。

操作：直刺睛明穴。病人正坐，两眼前视。以左手扶病人头部，同时以拇指轻轻固定眼球。针尖刺入1～2厘米深。也可浅刺，深0.2～0.4厘米。不捻转或稍捻转。行针时有明显的局部酸胀、流泪。然后针刺配穴。关于太阳穴直刺0.4～0.6厘米。对于上明穴，直刺或斜刺1～2厘米深。

（二）针刺（2）

取穴：球后、上睛明；新明1穴（翳风斜上5分，耳垂后皱折之中点）、天柱穴。

操作：球后、上睛明，用30~32号毫针直刺；新明1穴，以28号2寸毫针；天柱穴略朝向同侧眼球方向刺入1.2寸，使之有酸胀感。上穴均不留针，每周1次，不计疗程。

注意事项

（1）要注意生活上的调养，脾气、性格要开朗。

（2）阅读和看电视的时间应适当控制，每隔1小时应到户外活动或闭眼休息。

（3）避免在光线较差或阳光下用眼，户外活动戴有色眼镜阻挡紫外线的照射。

（4）饮食宜清淡，吃绿叶蔬菜，新鲜水果等富含维生素C、维生素E的食品。

（5）避免过食生冷、肥腻、烟酒及辛辣刺激品。

（6）少吃、少饮糖类、高胆固醇的食品。

四十、针灸疗法治疗单纯性青光眼

青光眼是一种发病迅速、危害性大、随时导致失明的常见疑难眼病。特征就是眼内压间断或持续性升高的水平超过眼球所能耐受的程度而给眼球各部分组织和视功能带来损害，导致视神经萎缩、视野缩小、视力减退，失明只是时间的迟早而已，在急性发作期24~48小时即可完全失明。青光眼属双眼性病变，可双眼同时发病，或一眼起病，继发双眼失明。

西医则认为系眼内压过度增高所致，此症会因压迫视神经而失明。其表现为眼内痛涩、眼胀、红、经常头晕、头痛，看灯光时觉提有虹彩光圈笼罩，有时会因剧烈头痛而呕吐。

（一）针刺（1）

主穴：睛明穴。

配穴：风池、上明穴。

操作：患者取正坐位，左手轻扶病人头部并固定眼球，针尖直刺睛明穴，深1～2厘米，不捻转或稍捻转，得气后留针10～20分钟。

（二）针刺（2）

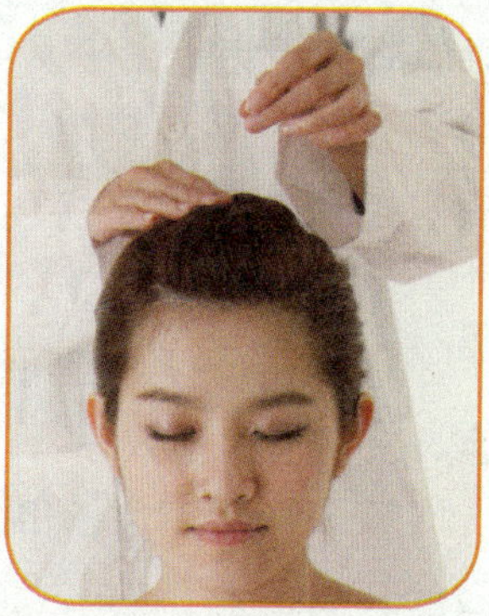

主穴：球后穴。

配穴：合谷、太阳穴。

操作：由眶下缘稍向上及向内刺入，深2～3厘米，留针1小时。针时请病人向上看，针入后眼球有胀感。

（三）针刺（3）

主穴：目窗；人迎、曲池、百会穴。

配穴：肝俞、肾俞、神门、太冲穴。

操作：主穴每次取一组，配穴酌加。目窗穴，用1寸毫针向眼部方向沿皮刺入0.5寸，使针感向眼区放射。人迎穴垂直进针，深3~5分，平补平泻，中等强度手法，曲池穴亦垂直进针，深1~1.5寸，行强刺激手法，百会穴平刺进针，深2~3分，亦用强刺激手法。配穴常规刺法。均留针20~40分钟。每日1次，10次为一疗程。

注意事项

（1）保持愉快的情绪、良好的睡眠。

（2）注意生活规律，劳逸结合，避免过劳。

（3）业余时间多与朋友交往、多散步。

（4）不要暴饮暴食，不吸烟，不喝酒，不喝咖啡，不喝浓茶，不吃辛辣及有刺激性的食物。

四十一、针灸疗法治疗耳鸣

耳鸣为耳科疾病中的常见症状，患者自觉耳内或头部有声音，但其环境中并无相应的声源，而且越是安静，感觉鸣音越大。耳鸣音常为单一的声音，有时也可为较复杂的声音。可以是间歇性，也可能为持续性，响度不一。一些响度较高的持续性耳鸣常常令人寝食难安。

（一）针刺（1）

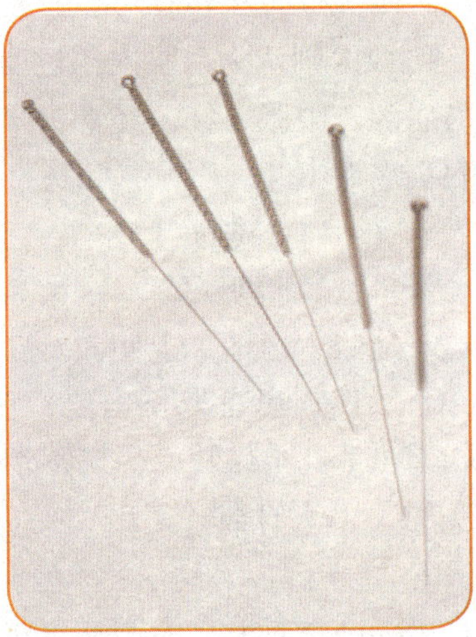

主穴：翳风、听会、侠溪、中渚穴。

配穴：肝胆火盛配行间、足临泣；外感风邪配外关、合谷；肾虚配肾俞、命门、太溪穴。

操作：实证用泻法，虚证用补法，每日1次，得气后留针半小时，每5分钟行针1次。

（二）针刺（2）

取穴：风池、合谷、外关、中渚、翳风、列缺、耳门、完骨、侠溪、三阴交、阳陵泉穴。

操作：平补平泻，得气后留针20分钟，每日1次。适用于风火上扰耳窍所致的耳鸣。

（三）针刺（3）

取穴：合谷、行间、列缺、外关、翳风、中渚、阳陵泉、足三里、三阴交、听宫、完骨、风池穴。

操作：用泻法，得气后留针30分钟，每日1次。适用于肝胆火盛，蒙闭清窍所致的耳鸣。

（四）针刺（4）

取穴：太溪、筑宾、三阴交、绝骨、足三里、阳陵泉、合谷、外关、中渚、完骨、翳风、听宫、百会、肾俞、肝俞、大椎穴。

操作：针气海，灸关元。上肢穴位用泻法，下肢穴位用补法，背部俞穴用平补平泻法，每日1次。适用于肝肾阴虚、髓海不足、经络失养所致的耳鸣。

注意事项

（1）要有乐观豁达的生活态度，做好与耳鸣长期共存的思想准备，对治疗将会起到积极的作用。

（2）避免与噪声接触；少吸烟少饮酒。